Die Chirurgie des praktischen Arztes

Indikation und Technik der kleinen chirurgischen Eingriffe

Von

Privatdozent Dr. **A. M. Fehr**

Chefarzt der Chirurgischen Abteilung des Kantonsspitals Winterthur

Mit 71 Abbildungen (99 Einzelbildern)

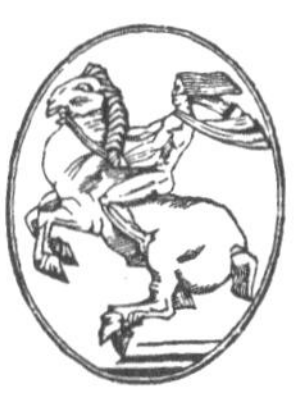

Wien
Springer-Verlag
1948

ISBN-13: 978-3-211-80045-4 e-ISBN-13: 978-3-7091-7706-8
DOI: 10.1007/978-3-7091-7706-8

„Soignez les détails.“
Napoleon.

Vorwort.

Das vorliegende Buch ist aus der Praxis entstanden und wendet sich in erster Linie an den Praktiker. Es soll Eindrücke und Erfahrungen vermitteln, die sich im Laufe der Jahre an einer chirurgischen Poliklinik bewährt haben, und ist zudem ein Niederschlag einer während mehrerer Semester gehaltenen Vorlesungsreihe.

Die Eingriffe der kleinen Chirurgie sind technisch meist einfach. Dies mag vielfach dazu verleiten, sie als „Kleinigkeiten“ zu betrachten. Gerade diese kleinen Operationen erfordern aber eine strikte Einhaltung der Indikationen in gleicher Weise, wie dies für die „große Chirurgie“ gilt. Die Hauptschwierigkeit liegt in der Abgrenzung des für den Praktiker Erlaubten. Natürlich bestehen hier gewisse Unterschiede je nach dem Grad der Ausbildung. Wer in der Sprechstunde operieren will, der sollte sich mindestens ein Jahr als Assistent an einer chirurgischen Station betätigt haben. Denn nur durch praktische Übung läßt sich die nötige Handfertigkeit erwerben. Kein Buch kann hierfür Ersatz sein. Die hier gegebene Darstellung setzt daher die Kenntnis der einfachen Grundbegriffe der operativen Tätigkeit voraus.

Die Grenzen der kleinen Chirurgie liegen jedoch weit weniger in der reinen technischen Handfertigkeit als in der zu behandelnden Krankheit. Gerade der Anfänger wird hier die größten Schwierigkeiten finden. Ich habe es mir daher zur Aufgabe gemacht, die verantwortungsvolle Indikationsstellung herauszuarbeiten, um dem praktischen Arzt den Weg zu erleichtern. Es soll eine möglichst scharfe Trennung zwischen den Fällen gemacht werden, die in der Sprechstunde behandelt und operiert werden können, und jenen, die in die Hand eines Spezialarztes gehören. Nur die wichtigsten Eingriffe der kleinen Chirurgie werden in Wort und Bild dargestellt. Beiseite gelassen wird die Behandlung der

Frakturen und Luxationen, da dies den Rahmen des Buches wesentlich erweitern würde.

Auch der angehende Arzt, der Student, mag einen Ratgeber während seiner praktischen Tätigkeit finden. Sind doch hier jene chirurgischen „Kleinigkeiten" vereinigt, die in den klinischen Vorlesungen nur nebenbei berücksichtigt werden können.

Die Photographien stammen größtenteils aus der chirurgischen Klinik Zürich. Herrn Prof. *A. Brunner* sei für die Überlassung bestens gedankt. — Die Zeichnungen hat Herr Schmid mit kundiger Hand angefertigt.

Winterthur, im Juni 1948. **A. M. Fehr.**

Inhaltsverzeichnis.

I. Instrumente und Ausrüstung.

Der praktische Arzt, der in seiner Praxis operieren will, benötigt eine geeignete Werkstatt und das richtige Handwerkzeug. Es braucht dazu keinen großen Umtrieb.

Als Behandlungs- oder Operationszimmer eignet sich jeder entsprechend große und helle Raum. Vorteilhaft ist es, wenn man bei starker Inanspruchnahme über zwei oder mehr Zimmer verfügt. Man kann dadurch viel kostbare Zeit sparen, indem man mehrere Patienten nebeneinander behandeln kann. Die Wände und der Fußboden sollen abwaschbar sein. Teppiche und Vorhänge sind Staubfänger und gehören nicht hinein. Es werden folgende Möbel benötigt:

1. Operationstisch. Ein einfacher Untersuchungstisch mit verstellbarem Kopf- und Fußteil genügt vollkommen. Er soll mit Beinstützen für gynäkologische Untersuchungen und Eingriffe in Steinschnittlage versehen sein. Es ist zweckmäßig, wenn ein Treppentritt eingebaut ist, der dem Kranken das Heraufsteigen erleichtert. Der Überzug besteht aus abwaschbarem Kunstleder, das mit Molton und Leintuch bedeckt wird. Neben einem Kopfkissen braucht man eine feste Kopfrolle mit abwaschbarem Überzug.
2. Ein Stahlrohrstuhl mit Rückenlehne für den Kranken.
3. Ein runder Drehsessel mit verstellbarer Höhe.
4. Ein Instrumentenschrank mit Glasplatten, oben für Instrumente, unten für Medikamente.
5. Ein Verbandtisch mit ausschwenkbarem Glasbehälter.
6. Ein Instrumententisch mit Glasplatte.
7. Ein kleiner, in der Höhe verstellbarer Handtisch.
8. Eine nach allen Seiten verstellbare Stativlampe mit Reflektor.
9. Elektrischer Instrumentenkocher.

Außerdem soll der Behandlungsraum eine helle Deckenbeleuchtung, am besten eine große Milchglaskugel, besitzen. Eine Waschvorrichtung mit fließendem kaltem und warmem Wasser und eine gute Heizungsmöglichkeit sind unerläßlich. Bei einer ausgedehnten kleinchirurgischen Tätigkeit lohnt es sich, einen eigenen Hochdrucksterilisator und eine Einrichtung zur Herstellung von destilliertem Wasser anzuschaffen.

Das *Instrumentarium* muß keineswegs sehr zahlreich sein. Trotz der höheren Anschaffungskosten ist es vorteilhaft, ausschließlich rostfreie Instrumente zu benützen (V_2A-Stahl, *Stille* usw.), da sie eine viel größere Lebensdauer haben. Der Durchschnittsbedarf für die Ausübung der kleinen Chirurgie umfaßt ungefähr folgende Instrumente:

Auf eine genaue Beschreibung aller Details der einzelnen Instrumente wird verzichtet, da die Leser wohl über die nötigen Kenntnisse bereits verfügen oder andernorts entsprechende Angaben finden.

1. Ein Dutzend Messer verschiedener Größe. Ein Rasiermesser.
2. Je drei bis vier gerade, spitze und gebogene Scheren (nach *Cooper* oder *Stille*), eine bis zwei Verbandscheren.
3. Je vier bis fünf anatomische und chirurgische Pinzetten, eine Fremdkörperpinzette.
4. Je zwei kurze, lange und gebogene Kornzangen.
5. Je sechs bis acht Gefäßklemmen nach *Kocher* und *Péan* sowie sechs Wäscheklemmen.
6. Eine Faßzange nach *Museux*, eine bis zwei Kochersonden, ein Elevatorium und Raspatorium, eine Hohlsonde und eine Knopfsonde. Zwei bis drei scharfe Löffel verschiedener Größe.
7. Je ein Paar Wundhaken mit einem, zwei oder drei stumpfen und scharfen Zinken sowie Haken nach *Roux* oder *Langenbeck*, ein Selbsthalter.
8. Für Knochenoperationen eine bis zwei Luersche Hohlmeißelzangen, ein Rabenschnabel, eine Knochenschere nach *Liston*, eventuell zwei bis drei kleine Meißel mit Hammer.
9. Zur Naht und Unterbindung: Zwei Nadelhalter mit oder ohne Sperre. Ein Sortiment mit scharfen und runden Nadeln verschiedener Krümmung, eine spitzstumpfe Nadel, eine Deschampsnadel. 100 Wundklammern nach *Michel* oder *Wachenfeld* mit zugehöriger Pinzette zum Aufsetzen. Das Nahtmaterial Catgut, Zwirn oder Seide wird in Kippsparflaschen bereits gebrauchsfertig geliefert und eignet sich besonders für den praktischen Arzt, da die umständliche Sterilisation wegfällt.
10. Je zwei bis vier Rekordspritzen zu 2, 5, 10 und 20 ccm, je eine bis zwei Glasspritzen gleicher Größe, eine Blasenspritze à 100 ccm, dazugehörige Injektionsnadeln mit kurzem oder mittlerem Schliff

und verschiedener Länge und Dicke. Langgeschliffene Spitzen sind in der Regel ungeeignet. Sämtliche Nadeln müssen einen Mandrin besitzen.

11. Ein Trokar mit auswechselbaren Kanülen verschiedener Dicke (Universaltrokar).

12. Zur Äthernarkose braucht man folgendes: Eine Schimmelbuschmaske, eine Äthertropfflasche, einen Mundsperrer nach *Roser-König*, eine Zungenzange, eventuell einen Mayotubus.

13. Operationswäsche aus Baumwolltuch. Acht bis zehn Abdecktücher entsprechend der Größe der Instrumententischplatte (ungefähr 50 × 60 cm). Sechs bis acht Schlitztücher gleicher Größe mit 12 bis 14 cm langem Schlitz.

14. Mindestens drei Verbandstrommeln nach *Schimmelbusch* zur Sterilisation im Autoklav für Gummihandschuhe, Verbandstoff und Tücher.

II. Sterilisation.

Voraussetzung einer einwandfreien Asepsis ist die Sterilisation und die sterile Aufbewahrung der Instrumente, Spritzen, Operationswäsche usw. Der praktische Arzt wird Handschuhe, Operationswäsche und Verbandmaterial in der Regel nicht selbst keimfrei machen, da dies im Hochdrucksterilisator (Autoklav mit Dampftemperatur von 120 bis 140°) geschehen muß. Nur wer über einen solchen Apparat verfügt, kann die Sterilisation selbst ausführen, andernfalls wird er das in Schimmelbuschtrommeln verpackte Material einer Apotheke oder einem Krankenhaus übergeben.

Die Gummihandschuhe müssen vor der Verpackung außen und innen mit sterilem Talkum gepudert werden. In den Handschuh gibt man ein Stück gelegte Gaze, das ebenfalls gut eingepudert wird und zum Pudern der Hände beim Anziehen dient. Die so vorbereiteten Handschuhe werden paarweise in ein Gazestück gehüllt, und zwar so, daß zwischen den beiden Handschuhen Gaze liegt, so daß sie sich nicht berühren können. Dadurch verhindert man ein gegenseitiges Verkleben.

Zur Sterilisation der Instrumente und Spritzen genügt das Auskochen in Wasser bei gewöhnlichem Atmosphärendruck nicht. Man muß daher dem Wasser eine antiseptische Lösung beigeben, wenn man alle Keime und Sporen sicher vernichten will. Das von *Baumann* im Auftrag der Schweizerischen Gesellschaft für

Chirurgie herausgegebene Merkblatt führt alle wichtigen Punkte auf und ist daher in jeder Hinsicht zu empfehlen. Als *Kochlösung* wird genannt:

I. Natrii carbonici cristallisati 20,0
Formaldehydi soluti 1,0
Aquae destillatae seu fontanae .. ad 1000,0
(2%ige Soda- und 1‰ige Formalinlösung in Wasser)

II. Natrii carbonici cristallisati 20,0
Aquae destillatae seu fontanae .. ad 1000,0
(2%ige Sodalösung)
Dazu ist fakultativ als Rostschutz ein Zusatz von 1‰ Natriumnitrit ($NaNO_2$) zu empfehlen)

III. Desogen.......................... 20,0
Aquae destillatae seu fontanae . ad 1000,0
(2%ige wässerige Desogenlösung)

Zur Sterilisation dürfen keine Aluminiumgefäße verwendet werden, da Soda sie zerstört. In der Regel wird man einen besonderen Instrumentenkocher mit Siebeinsatz verwenden. Spritzen werden auseinandergenommen, Messer durch Gaze oder Watteumwicklung geschützt. Die Sterilisationsdauer beträgt fünfzehn bis zwanzig Minuten, wobei die Kochzeit vom Wallen, nicht schon vom Perlen an gerechnet wird. Die Instrumente müssen stets vom Wasser bedeckt sein. Nach dem Abkühlen werden die Geräte mittels mitausgekochten Haken oder Zangen, deren Griff herausragt, dem Kocher entnommen.

Ganz besondere Aufmerksamkeit erfordert die *sterile Aufbewahrung von Spritzen, Hohlnadeln und Instrumenten.* Das Einlegen in reinen 70%igen Alkohol genügt nach den heutigen Anschauungen nicht, da Anaerobiersporen darin keineswegs vernichtet werden. Als *Aufbewahrungslösung* ist zu empfehlen:

I. Formaldehydi soluti 5,0
Alcoholi 70% .... ad 100,0
(5%iger Formalinalkohol)

II. Desogeni 5,0
Natri nitrici ($NaNO_2$) 0,1
Aquae destillatae .... ad 100,0
(Lösung von 5% Desogen und 1‰ Natriumnitrit in Wasser)

III. Lösung Galli-Valerio:

Formaldehydi soluti	2,5
Phenoli liquefacti	0,5
Natrii biborici	1,5
Aquae destillatae	ad 100,0

Ein Zusatz von 1,5% Glycerin zu jeder dieser drei Lösungen soll die Desinfektionskraft erhöhen und hemmt das Festkleben des Kolbens.

Vor dem Gebrauch läßt man die in Aufbewahrungslösung eingelegten Geräte gut abtropfen. Der Spritzenstempel wird mehrmals hin- und hergeschoben. Die anhaftenden Spuren von Chemikalien sind so gering, daß selbst sehr empfindliche Medikamente innert Minuten nicht leiden. Eine leichte Trübung ist belanglos. Im größeren Betrieb oder bei zahlreichen Krankenbesuchen ist es oft sehr umständlich, Spritzen, Injektionsnadeln und Instrumente nach jedem Gebrauch frisch auszukochen. Unter der Bedingung, daß die mechanisch sauberen Geräte nicht mit Infektionsmaterial in direkte oder indirekte Berührung gekommen sind, ist es statthaft, sie wieder nach korrektem Gebrauch bei nicht infektionsgefährlichen Kranken in die antiseptische Lösung zurückzubringen und daraus wieder zu verwenden. Das Verfahren darf vielmal wiederholt werden. Im Abstand von einem oder einigen Tagen hat die Reinigung und Sterilisation der Geräte und Etuis nebst Erneuerung der Lösung stattzufinden. Da Injektionsnadeln stärker gefährdet sind, ist es vorteilhaft, diese nur einmal zu verwenden. Alle infizierten Geräte sind strikte auszuschalten. In dieser Hinsicht ist die Trennung der sauberen und infizierten Geräte wichtig. Spritzen und Nadeln zur Injektion sollen von denen zur Punktion geschieden werden. Verunreinigte Geräte werden *nach Gebrauch* zerlegt und in Seifenwasser, Kresolseifenlösung oder Desogenlösung mechanisch gereinigt. Injektionsnadeln werden mit einem Mandrin versehen. Schwer infizierte Geräte werden in einer Kresolseifen-, Desogen- oder Merfenlösung mindestens eine Stunde belassen. Anschließend daran werden sie nach obiger Vorschrift sterilisiert. Sie können dann bis zum Gebrauch in einer sterilen Glasschale oder Metallbüchse verpackt werden.

III. Vorbereitung vor dem Eingriff und allgemeine Operationstechnik.

Der praktische Arzt, der sich operativ beschäftigen will, benötigt neben einer gewissen praktischen Erfahrung in erster Linie *Zeit.* Wer darüber nicht in genügendem Maße verfügt, wird besser tun, auf die kleinchirurgische Tätigkeit zu verzichten. Denn jeder Eingriff, mag er noch so klein sein, braucht zur Vorbereitung und Durchführung verhältnismäßig viel Zeit. Hast und Ungeduld sind vielfach die Ursachen von Mißerfolgen. Wenn es organisatorisch möglich ist, wird man mit Vorteil einige Operationen auf den gleichen Vor- oder Nachmittag zusammenlegen, wobei man nebeneinander den einen Kranken vorbereiten, den anderen operieren kann.

Vorbereitung vor dem Eingriff.

Zur Vorbereitung eines operativen Eingriffes gehört die Lagerung des Kranken, die Desinfektion des Operationsfeldes, die Bereitstellung der notwendigen Instrumente, der Tücher, des Drainage- und Verbandmaterials sowie die Händedesinfektion des Operateurs. Besondere Vorbereitungen auf längere Sicht braucht es meist für die Eingriffe der kleinen Chirurgie nicht. Wenn es angeht, soll der Kranke mit leerem Magen erscheinen. Auf eine Injektion von Morphium, Pantopon oder Scophedal wird man bei einer ambulanten Behandlung besser verzichten. Andernfalls muß der Kranke unter Begleitung mit einem Auto nach Hause gebracht werden.

Im allgemeinen soll man alle Eingriffe am liegenden Patienten durchführen. Denn gerade in der Praxis, wo meist nur eine oder zwei Hilfspersonen zur Verfügung stehen, ist es sehr unangenehm, wenn ein sitzender Kranker während der Operation kollabiert. Man soll es sich daher zur Regel machen, jeden Patienten auf den Operationstisch zu lagern. Dadurch können Zwischenfälle weitgehend vermieden werden. Will man in allgemeiner Schmerzbetäubung operieren, so soll der Kranke auf dem Tisch mit Bandagen festgeschnallt werden. Denn auch ein sehr gewiegter Narkotiseur kann nie wissen, wie selbst scheinbar ruhige Leute in der Narkose reagieren. Das Operationsfeld ist sorgfältig zu rasieren. Finden sich nur feine Lanugohaare oder besteht eine

Wunde, so wird man mit dem *trockenen Rasiermesser* die nähere oder weitere Umgebung von den Haaren befreien. Bei stärkerem Haarwuchs kann mit Wasser und Seife rasiert werden. Man soll einzelne abgeschnittene Haare nicht wegblasen und kleine Hautverletzungen vermeiden.

Das Operationsfeld wird sorgfältig gereinigt. Die übliche Desinfektion wird mit einem dreimaligen Anstrich von Wundbenzin, 70%igem Alkohol und 5%iger Jodtinktur durchgeführt. Seit einigen Jahren hat sich uns die 2‰ige Merfentinktur besonders bewährt. Sie hat den Vorteil, daß nur eine Lösung verwendet werden muß, und daß eine Überempfindlichkeit praktisch nicht vorkommt. Es ist immer ein genügend großer Bezirk zu desinfizieren, damit auch bei einer eventuell nötigen Schnittverlängerung oder Verschiebung der Abdecktücher keine ungereinigte Haut zu Tage tritt. So wird man z. B. bei Operationen an den Fingern immer die ganze Hand bis zum Handgelenk reinigen. Um sicher zu sein, im desinfizierten Gebiet zu operieren, ist die Verwendung eines gefärbten Mittels zu empfehlen (Jodtinktur nicht abwaschen, gefärbte Merfenlösung).

Das vorbereitete Feld wird nun mit *sterilen Tüchern*, die mit Wäscheklemmen befestigt werden, allseitig abgedeckt. Vorteilhaft ist die Verwendung von *Schlitztüchern*, die nur das Operationsgebiet freilassen. Ein kleiner Handtisch, ebenfalls steril abgedeckt, dient zur Lagerung bei Eingriffen an den Fingern.

Die für die Operation notwendigen *Instrumente*, *Spritzen*, *Tupfer*, *Drains* usw. werden nach der Sterilisation *auf dem Instrumententisch übersichtlich aufgelegt.* Auch während der Operation soll man für eine gute Ordnung der Geräte Sorge tragen. Sonst verliert man mit dem Suchen nach dem Instrument wertvolle Zeit. Denn in der Praxis sind die Hilfskräfte im Gegensatz zum Klinikbetrieb recht beschränkt. Eine besondere Operationsschwester, die den Instrumententisch in Ordnung hält, fehlt meist. Erst wenn alle Vorbereitungen getroffen sind, wird mit dem Eingriff begonnen. Um rasch ein fehlendes Instrument noch nachträglich sterilisieren zu können, soll das Wasser im Instrumentenkocher stets auf Siedetemperatur bleiben.

Die *Händedesinfektion des Operateurs* und eventuell seiner Hilfskraft (Praxisschwester, Arztgehilfin, Assistent) erfolgt nach den üblichen Grundsätzen: Waschen unter *fließendem*, *warmem*

Wasser mit Bürste und Seife während zehn Minuten, wobei systematisch Finger, Handflächen und -rücken sowie Vorderarme gereinigt werden. Die Fingernägel sind vor Beginn kurz abzuschneiden. Es folgt die Reinigung mit *70%igem Alkohol* oder besser mit *Desogen-* bzw. Zephirollösung *während fünf Minuten.* Hierzu kann entweder ebenfalls eine Bürste oder ein Gazestück gebraucht werden. Als Behälter dient eine Emailschale, die entweder ausgekocht oder mit brennendem Alkohol desinfiziert wird.

Die Verwendung von sterilen Mänteln und Mundschutz ist in der kleinen Chirurgie meist nicht notwendig. Eine Schürze aus Gummi oder Billrothbatist genügt. Da selbst nach sorgfältiger Händedesinfektion nie eine sichere Keimfreiheit eintritt, sollen bei allen aseptischen Operationen *Gummihandschuhe* getragen werden. Beim Anziehen darf die bloße Hand nie mit der Außenfläche in Berührung kommen. Man ergreift daher zuerst mit der rechten Hand die Innenseite des Randes und streift den Handschuh über die Linke. Dann faßt die linke Hand den anderen Handschuh von außen und zieht ihn über die Rechte. Erst dann werden die Handschuhe vollends über die Finger gestreift, bis sie richtig sitzen.

Bei septischen Operationen soll man ebenfalls grundsätzlich Handschuhe benützen, um die eigenen Hände zu schützen. Denn der Arzt muß sich nach Möglichkeit vor Berührung mit infektiösem Material hüten, will er nicht Gefahr laufen, sich selbst eine Infektion zuzuziehen oder seine Patienten zu infizieren. Wie viele Ärzte und Schwestern haben wegen Nichtbeachtung dieser Regel nicht nur einzelne Finger und Hände, sondern ihr Leben eingebüßt. Auch bei der Untersuchung infizierter Wunden, Furunkel, Abszesse ist die non infectio der beste Schutz für die Hände. Läßt sich, wie z. B. bei der rektalen Untersuchung, ein direkter Kontakt der Finger mit Bakterien nicht vermeiden, so sind Gummihandschuhe oder entsprechende Fingerlinge mit Ansatz zu verwenden.

Allgemeine Operationstechnik.

Bei den Eingriffen der kleinen Chirurgie wird man in der Regel mit einer Hilfsperson auskommen. Muß eine allgemeine Narkose vorgenommen werden, so soll womöglich eine zweite Kraft zur Verfügung stehen. Es ist wichtig, daß dieses Personal über alle nötigen Kenntnisse verfügt, um einen reibungslosen Ablauf zu gewährleisten.

Der Eingriff setzt eine einwandfreie Schmerzausschaltung voraus. Darüber wird im folgenden Kapitel berichtet. Der *Hautschnitt* wird mit dem Messerbauch, nicht mit der Spitze vorgenommen. Er soll senkrecht durch die Haut parallel zur *Spaltrichtung* gelegt werden. Diese allgemeine Regel wird sich in den allermeisten Fällen befolgen lassen. Während der Wundheilung ist die Gefahr, daß die Ränder auseinanderweichen, gering, und die Narben werden kaum sichtbar sein. Der Schnitt soll so klein wie möglich und so groß wie nötig sein, so daß immer gute Übersicht herrscht. Knopflochschnitte sind in der Regel schlecht. *Schonendes Operieren* läßt Gewebsquetschungen vermeiden. Wenn es angeht, soll man daher scharf präparieren. Stumpf auslösen wird man nur an solchen Stellen, wo Gewebsschichten oder Spalten ein müheloses Eindringen gestatten. Dazu soll man im allgemeinen nicht die Finger gebrauchen. Man verwendet besser eine gebogene Schere (*Stille*). Durch Spreizen der Branchen bringt man die Schichten zum Klaffen. Bei lockerem Zusammenhang wird man mit einem Stieltupfer einzelne Gewebspartien abschieben können. Auch in der kleinen Chirurgie soll man *niemals lose Tupfer* oder *Gazestreifen* in eine Wunde versenken. Denn es besteht die Gefahr, daß sie, blutig durchtränkt, schwer sichtbar sind und vergessen werden. Zum schonenden Operieren gehört eine *sorgfältige Blutstillung*. Im Operationsgebiet muß immer eine gute Übersicht herrschen. Blutungen aus kleinen Gefäßen stehen meist nach kurzer Kompression mit einem Stieltupfer. Größere Blutungen werden mit einer Gefäßklemme gefaßt. Auch sie stehen oft von selbst, wenn man die Klemme eine kurze Zeit liegenläßt. Gefäße, die trotzdem weiter bluten, werden mit Catgut über der Spitze der Gefäßklemme ligiert. Nachdem der erste Knopf geschlungen ist, nimmt der Assistent die Klemme ab. Zieht ein größeres Gefäß durch die Wunde, wird es mit der spitz-stumpfen oder der Deschampsnadel unterfahren, nach beiden Seiten unterbunden und dann durchtrennt. Derbe Gewebe werden mit der chirurgischen (Haken-) Pinzette gefaßt, zarte, leicht verletzbare Gebilde hingegen nur mit der anatomischen. Das gleiche gilt für die Verwendung von Wundhaken. Scharfe Zinken dürfen nur dort eingesetzt werden, wo sie keinen Schaden anrichten können. Zum Fassen von Geschwülsten dient eine kleine Faßzange nach *Museux* oder auch eine Kocherklemme.

Die Operationswunde wird schichtenweise geschlossen. Versenkte Nähte werden im allgemeinen mit resorbierbarem Material, also Catgut, ausgeführt. Die Gefahr, daß die Catgutfäden nicht steril sind und Infektionen verursachen, mag früher bestanden haben. Heute ist dieses Nahtmaterial, wie es von den großen Fabriken geliefert wird, zuverlässig. Der Catgutfaden löst sich infolge Aufquellung nach ungefähr acht bis zehn Tagen. Bei Nähten, die längere Zeit einen soliden Verschluß gewährleisten sollen, z. B. bei Fascien, wird man besser Zwirn verwenden.

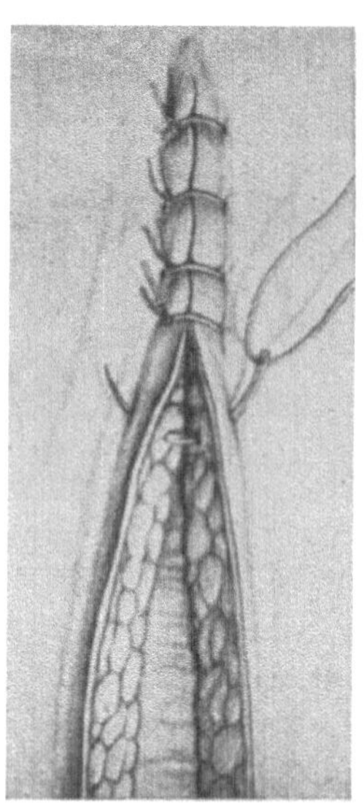

Abb. 1. Knopfnaht der Haut. Die Wundränder sind nach außen gekrempelt (aus *Kirschner-Nordmann*: „Chirurgie.")

Wir ziehen den Zwirn der Seide vor, weil er als dünnerer Faden größere Haltbarkeit besitzt. In letzter Zeit sind auch Nylonfäden in den Handel gekommen, die große Reißfestigkeit aufweisen. Ob sie sich auf die Dauer bewähren, wird sich zeigen. Sie sind z. B. für die Sehnennaht empfohlen worden.

Die *Hautnaht* wird am besten als Knopfnaht ausgeführt (Abb. 1). Der einzelne Faden wird quer zur Wundrichtung, zuerst durch den einen Hautrand, dann durch den anderen mit der scharfen Nadel gezogen und die Wundränder gut adaptiert, d. h. nach außen gekrempelt, so daß die Wundflächen aneinander zu liegen kommen. Dann wird der Faden geknüpft. Der Abstand der einzelnen Knopfnähte hängt von der Gewebsspannung ab; eine Regel läßt sich nur insofern aufstellen, als zwischen den Nähten keine klaffende Wunde zurückbleiben soll. Bei starker Spannung kann man in größeren Zwischenräumen breiterfassende nud tiefergreifende Nähte legen, dazwischen kommen mehrere feinere. Große Spannung führt zur Störung der Wundheilung. Es müssen daher gelegentlich Entlastungsschnitte gemacht werden (s. Abb. 22).

Drei *Knopfarten* sind üblich (Abb. 2). Sie müssen praktisch geübt werden, wenn man sie in jeder Lage beherrschen will. Der *Weiberknoten* oder falsche Knoten ist wenig zuverlässig. Da seine beiden Schlingen gegenseitig gekreuzt sind, gibt er gern nach. Besser ist

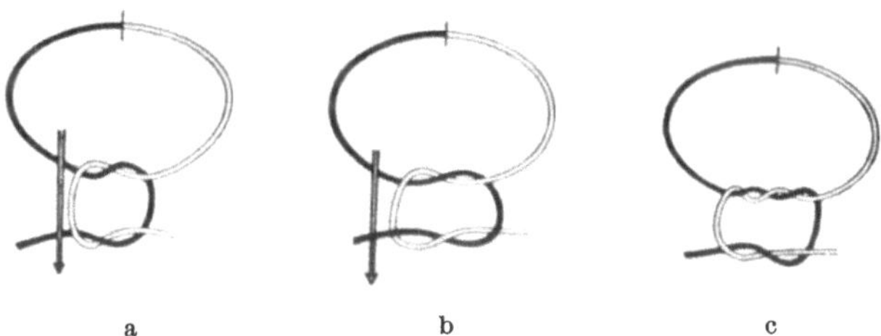

Abb. 2 a bis c. Die drei wichtigsten Knopfarten: a Schiffer- oder echter Knoten, b Falscher oder Weiberknoten, c chirurgischer Knoten (aus *Kirschner-Nordmann*: „Chirurgie").

der *Schiffer-* oder *echte Knopf*. Nachdem die erste Schlinge geknöpft ist, werden die Enden durch Wechseln der Hände ausgetauscht und dann die zweite Schlinge gelegt, die nun nicht gekreuzt sind. Der *chirurgische Knoten* ist der zuverlässigste. Der erste Knopf wird doppelt geschlungen, darauf kommt die zweite Schlinge nach Händewechsel als Schifferknoten. Bei stärkerer Spannung ist der chirurgische Knopf vorteilhaft, da schon die erste Schlinge nicht mehr nachgibt.

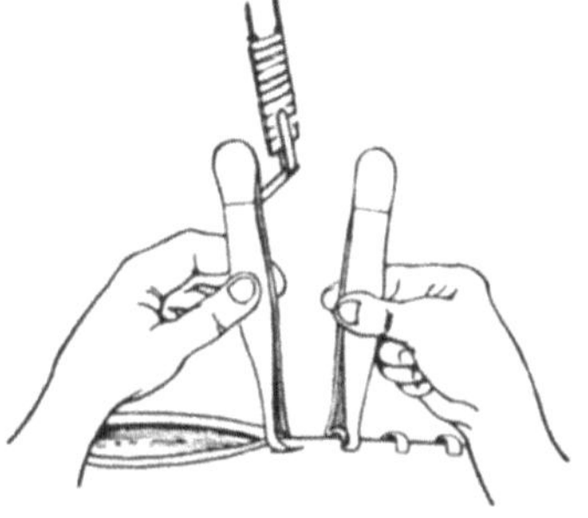

Abb. 3. Wundverschluß mit Michelklammern, ohne Assistenz zu benötigen: Die Hakenpinzette zum Adaptieren der Wundränder mit Klammernträger (aus *Moszkowicz*: „Kleine Chirurgie").

Der Knoten einer fortlaufenden Naht wird nur mit einer Hand ausgeführt. Für den praktischen Arzt ist diese Naht weniger von Bedeutung. Wichtiger ist der Wundverschluß mit *Klammern*, *Michel-* oder *Wachenfeldklammern;* sie können mehrmals benützt werden. Diese Naht läßt sich ohne Assistenz ausführen, wenn die Hakenpinzette, die zum Adaptieren der Hautränder dient, einen Träger für die Klammern besitzt (Abb. 3).

Die *Entfernung der Knopfnähte* wird gewöhnlich nach sieben Tagen vorgenommen. Man hebt mit einer anatomischen Pinzette das Fadenende und schneidet mit einer spitzen Schere den Faden knapp an der Haut durch. Im Gesicht ist es ratsam, die Fäden schon nach drei bis vier Tagen zu entfernen, um Narben der Stichkanäle zu vermeiden. Bei größerer Spannung wird man zuerst nur einen Teil der Knopfnähte entfernen, den Rest zwei bis drei Tage später.

Die Klammern sollen am fünften bis sechsten Tag entfernt werden, da sonst ein kleiner Decubitus entstehen kann. Man benützt für die Michelklammern entweder ein besonderes Instrument oder zwei kleine Einzinkerhäkchen, die in die seitlichen Ösen eingeführt werden. Durch Zug zur Seite werden die Klammern gestreckt, so daß die kleinen spitzen Zähnchen frei werden. Man kann auch zwei chirurgische Pinzetten verwenden. Die Wachenfeldklammern haben den Vorteil, daß durch bloßes Zusammendrücken der oberen Flügel mit einer anatomischen Pinzette die Streckung herbeigeführt wird. Die Entfernung gestaltet sich daher einfacher.

Eine *infizierte Wunde* darf nicht genäht, sondern muß drainiert werden. Zur *Drainage* verwendet man kleine Gummiröhrchen mit einer oder mehreren seitlichen Öffnungen. Durch den Drain wird eine Sicherheitsnadel gesteckt, die nach Unterschieben eines eingeschnittenen Gazestückes mit zwei Heftpflasterstreifen an die Haut fixiert wird. Kleine Incisionswunden werden mit Halbdrains offen gehalten. In keinem Falle soll man zur Ableitung von Sekreten Gazestreifen oder Tupfer verwenden, denn sie bewirken im Gegenteil eine Retention. Auch eingefettete Gazestreifen sind durchaus ungenügend. Wann ein Drain entfernt werden soll, läßt sich nicht allgemein festlegen. Maßgebend ist das Aufhören der Eiterung.

Nach Excision von Geschwülsten oder Schleimbeuteln bleiben manchmal Hohlräume zurück, die sich nachträglich mit Blut oder Gewebsflüssigkeit füllen. Hier muß zur Ableitung ein „Blutungsdrain" eingelegt werden, der aber nicht länger als 24, höchstens 48 Stunden belassen werden soll. Dieser Drain wird zwischen zwei Nähten, nicht in der Wundecke, herausgeführt. Bei Blutungen im infizierten Gewebe muß manchmal eine *Tamponade* gemacht werden. Hierzu verwendet man Streifen von Vioform- oder Stryphnongaze. Letztere sind längstens nach 24 Stunden zu entfernen, da sonst eine Nekrose eintritt. Sehr gut sind Merfenvaselinestreifen, da sie antiseptisch wirken und nicht verkleben. Sobald die Blutung aufgehört hat, d. h. nach ein bis drei Tagen, soll diese Tamponade entfernt werden, um freien Sekretabfluß zu schaffen. Klebt die Gaze an der Wunde, so muß man sie durch Übergießen mit Wasserstoffsuperoxyd aufweichen, sonst fängt sie wieder an zu bluten. Der Kranke wird zudem für eine schonende Entfernung dankbar sein.

Jede Wundheilung benötigt *Ruhe*. Nach allen Eingriffen, gleich ob nach aseptischen oder septischen, muß strikte für eine *genügende Ruhigstellung* gesorgt werden. Dies ist oft ebenso wichtig wie die Operation selbst. Man soll sich von diesem Grundsatz durch Wünsche des Kranken nicht abhalten lassen. An den oberen Gliedmaßen wird man eine Kramerschiene oder eine Gipsschiene anlegen. Nach Operationen an den unteren Extremitäten muß der Patient Bettruhe einhalten. Die Beachtung dieser Regel schützt vor vielen Mißerfolgen.

IV. Die Schmerzbetäubung.

„Der schöne Traum, daß der Schmerz von uns genommen, ist zur Wirklichkeit geworden. Der Schmerz, dies nächste Bewußtsein unserer irdischen Existenz, diese deutlichste Empfindung der Unvollkommenheit unseres Körpers, hat sich beugen müssen vor der Macht des menschlichen Geistes.“ Diese begeisterten Worte *Dieffenbachs* gelten der Entdeckung der Äthernarkose. Wieviel reicher sind wir heute, wo uns eine ganze Anzahl von Methoden zur Verfügung steht. Dessen muß sich jeder Arzt jederzeit bewußt sein, er muß sich verpflichtet fühlen, jeden Eingriff so schmerzlos wie möglich auszuführen. Das mag selbstverständlich klingen, ja überflüssig erscheinen, besonders erwähnt zu werden. Leider aber wird gegen diese Selbstverständlichkeit nicht selten verstoßen. Mangel an Zeit, ungenügende Hilfskräfte oder falsch verstandener Heroismus mögen daran schuld sein. Grobheit hat mit Verweichlichung nichts zu tun. Nicht nur dem Kranken gegenüber sind wir zu einer hinreichenden Schmerzbetäubung verpflichtet, sondern auch uns selbst gegenüber. Verunmöglicht doch oft der Schmerz die technisch einwandfreie Durchführung eines Eingriffes. Als Beispiel sei nur die Eröffnung eines Panaritiums erwähnt. Wie viele Kranke haben einzelne Finger verloren, Handversteifungen davongetragen, wenn nicht sogar ihr Leben eingebüßt infolge einer ungenügenden Schmerzbetäubung, bei der es nicht möglich war, den Eiterherd lege artis zu eröffnen.

Drei Methoden stehen uns hauptsächlich in der Sprechstunde zur Verfügung: die *örtliche Schmerzbetäubung*, die *intravenöse Narkose* und die *Rauschnarkose*. Die Äthervollnarkose wird nur relativ selten zur Anwendung kommen. Welches Mittel im einzelnen Fall zur Verwendung kommen soll, hängt ab von der Krankheit, der Art und der Dauer des Eingriffes, den zur Verfügung stehenden Mitteln und der Empfindlichkeit des Patienten.

a) Die Lokalanästhesie.

Die einfachste Methode, in der Sprechstunde daher noch vielfach geübt, ist die *Kälteanästhesie*. Das Chloräthyl wird im Strahl aus der dazu gelieferten Spezialflasche aus einer Entfernung von zirka 20 bis 30 cm auf die Operationsstelle gerichtet. Nach einer vorübergehenden Rötung wird die Haut rasch weiß und hart. In diesem Augenblick kann eine Punktion oder Incision gemacht werden. Da jede Tiefenwirkung fehlt, ist die Anwendung der Kälteanästhesie sehr begrenzt: sie kommt nur in Frage bei ganz oberflächlichen Furunkeln und Schweißdrüsenabscessen, wo der Eiterherd unter einer dünnen Haut gelegen ist und mit *einem* Schnitt genügend eröffnet werden kann. Da jedes präparatorische Vorgehen unmöglich ist, kommt die Chloräthylvereisung bei Eingriffen nicht in Frage, die nicht mit *einem kleinen Schnitt* beendet sind. Beim Panaritium ist sie völlig unzulänglich. Der Nachschmerz ist oft recht heftig, brennend. Es handelt sich bei dieser Schmerzbetäubung oft mehr um eine Suggestion, da die tieferen Gewebsschichten unberührt bleiben. Der vermehrte Druck mit dem Messer, der nötig ist, um die hartgefrorene Hautschicht zu durchdringen, übt in der Tiefe um so mehr Schmerzen aus. Eine richtige Anästhesie läßt sich nicht ausführen. Daher soll die Vereisung zur Schmerzbetäubung außer bei Punktionen nur ausnahmsweise angewendet werden. Auch die Oberflächenanästhesie der Nasen-, Mund- und Rachenschleimhaut mittels *Kokain* wirkt nur verhältnismäßig gering. Wir verwenden dazu eine 5- bis 10%ige Lösung, mit der die betreffende Schleimhautpartie bepinselt wird. Vor der Anwendung von Spray ist zu warnen, da die Resorption von einer größeren

Fläche aus gefährliche Intoxikationserscheinungen zur Folge haben kann. Daher ist auch das Hinunterschlucken der Lösung zu vermeiden, sie soll ausgehustet oder ausgespuckt werden.

Das weitaus beste und zuverlässigste Mittel zur Schmerzbetäubung für den praktischen Arzt ist die *Infiltrationsanästhesie.*

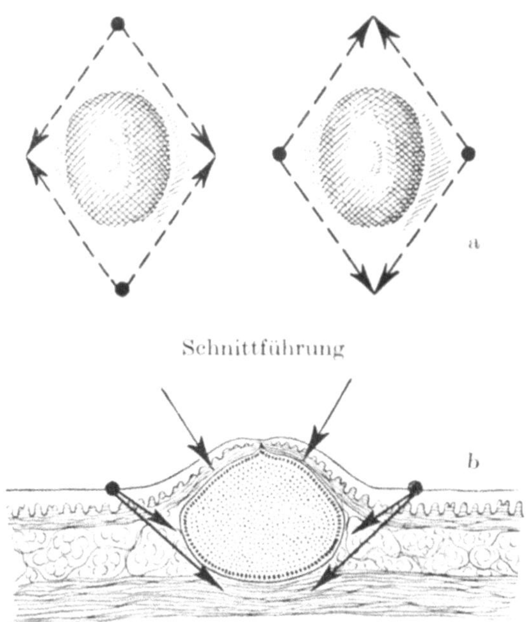

Abb. 4 a u. b. Lokalanästhesie eines Atheroms. a Umspritzung von 2 seitlichen Einstichpunkten. b Infiltration der tiefen Gewebsschichten.

Verwendung findet eine $^1/_4$- bis $^1/_2$%ige Panthesin- oder eine $^1/_2$- bis 1%ige Novocainlösung, der zehn bis zwölf Tropfen einer 1‰igen Adrenalin- oder Suprareninlösung auf 100 ccm Anaestheticum zugesetzt werden. Der praktische Arzt wird mit Vorteil eine fertige Lösung in Ampullen verwenden. Dies ist wohl etwas teurer, gewährleistet jedoch eine einwandfreie Sterilität. Zum Aufziehen aus der Ampulle verwendet man eine besondere Kanüle. Will man sich die Lösung selbst zubereiten, so stehen hierfür Novocain-Suprarenin-Tabletten zur Verfügung, die in physiologischer Kochsalzlösung kurz aufgekocht und entsprechend der gewünschten Konzentration verdünnt werden. Langes Kochen macht die Suprareninlösung unwirksam. Die *Technik* ist einfach: zuerst setzt man an einem oder mehreren Punkten intrakutane Hautquaddeln mit dünner Nadel von Mittelschliff. Lang zugespitzte Kanülen sind unzweckmäßig, da man tief stechen muß,

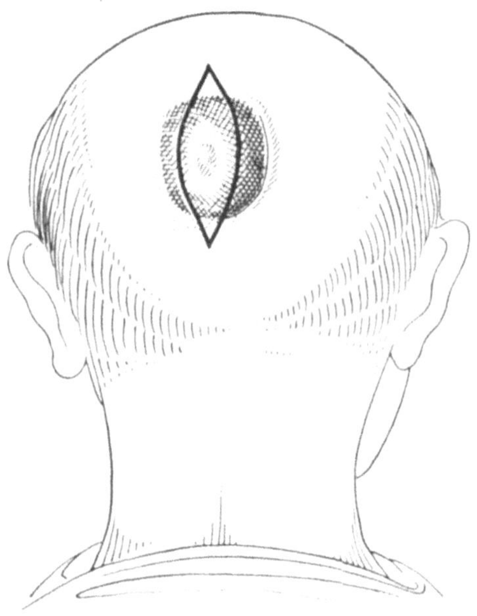

Abb. 4 c. Lokalanästhesie eines Atheroms. Der Hautschnitt muß innerhalb des infiltrierten Gebietes liegen.

wenn die Lösung nicht teilweise außerhalb der Haut abfließen soll. Von diesen Quaddeln aus erfolgt die Infiltrierung des Operationsfeldes, am besten in Form eines Rhomboides. Auch in der Tiefe ist das ganze Gebiet zu unterspritzen (Abb. 4a bis c). Durch häufiges Zurückziehen des Spritzenstempels vergewissert man sich, daß das Anaestheticum nicht in ein Gefäß gespritzt wird. In besonders gefäßreichen Gebieten, wie z. B. am Hals, überzeugt man sich durch Abnehmen der Spritze, daß kein Blut aus der Kanüle fließt. Wenn man beim Vorschieben der Nadel ständig etwas Lösung vorausspritzt, gelingt die Injektion nahezu völlig schmerzlos.

Nach der Einspritzung wird bis zum Eintritt der Wirkung fünf bis zehn Minuten gewartet. Bei ungenügender Schmerzausschaltung wartet man nochmals fünf Minuten. Der meist begangene Fehler besteht darin, daß man zu früh mit der Operation beginnt, sei es aus Mangel an Zeit oder Geduld. Die Wirkung kann durch Nachspritzen auch während des Eingriffes vervollständigt werden. Die Dauer der Anästhesie beträgt ein bis zwei Stunden und genügt vollauf für die Eingriffe in der Sprechstunde. Bei kleinen Gebilden, z. B. Tumoren oder Fremdkörpern, muß man sich davor hüten, in nächster Nähe zu infiltrieren, da sonst die Flüssigkeit das Operationsobjekt verschwinden macht. Es ist vorteilhaft, vor der Umspritzung die genaue Lage mit einer sterilen

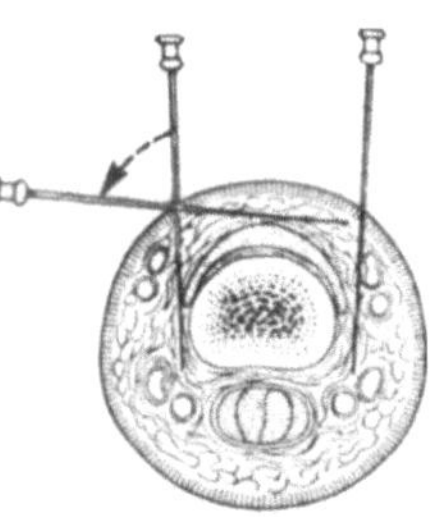

Abb. 5. Leitungsanästhesie des Fingers nach *Oberst*. Von der ersten Injektionsstelle aus (links) wird die Nadel so verschoben, daß zugleich die zweite Einstichstelle (rechts) unempfindlich gemacht wird.

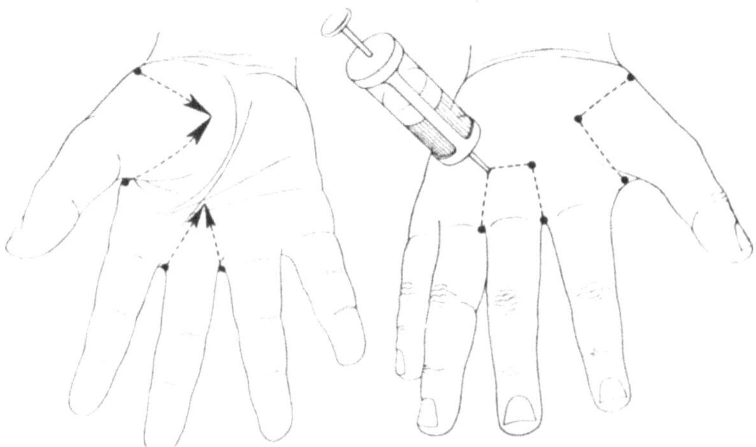

Abb. 6. Leitungsanästhesie im Bereiche der Mittelhandknochen. Einstichpunkte und Richtung der Infiltration.

Farbstofflösung (Methylenblau, Gentianaviolett) anzuzeichnen. Die lokale Schmerzbetäubung hat praktisch keine Nebenwirkung. Nur selten beobachtet man Übelkeit, Erbrechen, Augenflimmern usw. Als Gegenindikation gelten einzig entzündlich verändertes

Gewebe und schlechte Blutversorgung bei Gefäßkrankheiten (cave Zehenamputation bei Nekrose). Im Entzündungsgebiet vor allem ist die Lokalanästhesie zu vermeiden, da die mechanische Verdrängung der Gewebsspalten die Infektion propagieren muß.

In vielen Fällen tritt hier die *Leitungsanästhesie* in ihr Recht. Fern vom Operationsgebiet wird die Schmerzleitung der Nerven unterbrochen. Als typisches Beispiel ist hier die Fingeranästhesie zu nennen. Von einer dorsalseitlichen Hautquaddel am Grundglied wird die Nadel bis zum Knochen vorgeschoben und ein Depot von $^1/_2$ bis 1 ccm gesetzt (Abb. 5). Sie wird dann etwas zurückgezogen und beugewärts und dorsalwärts injiziert. Dabei wird zugleich die Haut auf der gegenüberliegenden Seite unterspritzt, so daß der zweite Einstich schmerzlos gemacht wird. Nach Beendigung soll ein geschlossener Injektionsring vorliegen. Um stärkere Nachschmerzen nach Möglichkeit einzuschränken, empfiehlt es sich, nur wenige Kubikzentimeter (drei bis fünf) einer höherprozentigen Lösung (Novocain 1%, Panthesin $^1/_2$%) einzuspritzen. Oft genügt die Adrenalinwirkung nicht, um eine ausreichende Blutleere am Finger zu erzeugen. Man nimmt daher vorteilhaft ein dünnes Gummidrain, das langgezogen und mit einer Kocherklemme festgehalten wird. Dies ist gefahrloser, als die zusätzliche Adrenalinmenge zu steigern, da sonst infolge des länger dauernden Gefäßspasmus eine Nekrose an der Fingerkuppe eintreten kann. Voraussetzung ist auch hier, daß das Grundglied frei von Entzündung — Ödem, Rötung — ist. Falls der Handrücken noch frei ist, kann die Leitungsanästhesie nach dem gleichen Verfahren über dem entsprechenden Mittelhandknochen ausgeführt werden (Abb. 6a bis c). Wichtig ist es auch hier wieder, genügend lange Zeit mit dem Eingriff zuzuwarten, mindestens zehn bis fünfzehn Minuten.

Die Intercostal- und Plexusanästhesie kommt in der Sprechstunde kaum in Betracht und kann hier nicht besprochen werden.

b) Die intravenöse Narkose.

Zur *intravenösen Kurznarkose* verwendet man *Evipan* oder das entsprechende Schweizer Präparat *Narconumal*, das in Ampullen von 5 und 10 ccm im Handel ist. In den angelsächsischen Ländern wird ausschließlich *Pentothal* gebraucht. Die Dosierung richtet sich nach der Wirkung; im allgemeinen sollen nicht mehr als 10 ccm in der Sprechstunde gespritzt werden, will man einen längeren Nachschlaf vermeiden. Im Tempo 1 ccm pro eine halbe bis dreiviertel Minuten wird bis zum Einschlafen gespritzt. Die folgenden 2 bis 3 ccm können etwas rascher gegeben werden. Man läßt die Nadel während des Eingriffes liegen, wenn man nachspritzen will. Man benötigt daher eine Hilfsperson. Bei diesem Vorgehen wird die Schlafdauer zehn bis zwanzig Minuten betragen. Angenehm ist das schnelle Erwachen und im allgemeinen das Fehlen von Nachwirkungen. Immerhin dürfen die Kranken erst entlassen werden, wenn sie vollständig wach sind. Um die Narkose voll auszunützen, soll erst mit der Injektion begonnen werden, wenn alle Vorbereitungen zur Operation getroffen sind. Bei älteren Leuten braucht man oft nur 2 bis 3 ccm, die Wirkung hält zudem länger an (30 bis 40 Minuten). Als Weckmittel können unter anderem einige Kubikzentimeter Coramin i. v. langsam injiziert werden. Störend ist manchmal bei jüngeren Leuten ein frostähnliches Schütteln und Zucken, das sowohl bei Beginn — zu rasche Injektion — als auch am Schluß für kurze Zeit auftreten kann. Erregungszustände fehlen bei der angegebenen Dosierung.

Als Gegenindikation sind neben Leberaffektionen vor allem Entzündungen im Bereich der Mundhöhle und des Halses zu nennen. Es sind z. B. bei Mundbodenphlegmonen zahlreiche Todesfälle (akuter Herztod) bekannt geworden, so daß eine intravenöse Narkose hier strikte vermieden werden muß. Ähnlich wirkt das *Eunarkon*, das in Ampullen von 5 bis 10 ccm geliefert wird. Für kleinere Eingriffe benötigt man 3 bis 5 ccm, bei mittleren 8 bis 10 ccm. Bei älteren Leuten kommt man meist mit 5 ccm aus.

c) Die Rausch- oder Kurznarkose.

Unter dem Begriff der Rauschnarkose versteht man das Stadium analgeticum, in dem das Bewußtsein ausgeschaltet, die Reflexerregbarkeit jedoch noch erhalten ist. Dem nur kurzdauernden Stadium der Analgesie folgt das der Excitation, das vermieden werden soll. In der Rauschnarkose lassen sich daher eine ganze Reihe von Eingriffen in der Sprechstunde ausführen. Die Technik ist einfach: Der Patient soll mit leerem Magen zum Eingriff bestellt werden. Dies ist wichtig zu betonen, denn sonst wird er sich vorher womöglich noch „stärken". Nachdem man sich überzeugt hat, daß die Atmungsorgane und das Herz gesund und Zahnprothesen und beengende Kleidungsstücke entfernt sind, trifft man alle Vorbereitungen zur Operation: Reinigen des Operationsfeldes, Bereitlegen der ausgekochten Instrumente, des Naht- und Verbandmaterials usw. Es ist vorteilhaft, den flach gelagerten Patienten mit entsprechenden Gurten an den Operationstisch zu fixieren. Dann erst beginnt man mit der Narkose. Das gebräuchlichste Mittel ist das *Chloräthyl*, das im Gegensatz zum Äther die Nasenschleimhaut nicht reizt. Um den Geruch, der an sich nicht besonders unangenehm ist, zu verbessern, empfiehlt es sich, das mit Kölnischwasser gemischte Chloräthyl zu verwenden. Auf eine Schimmelbuschmaske oder auch auf eine mehrfach zusammengelegte Gaze wird nun aus der speziellen Tropfflasche das Mittel aufgetropft. Um eine Überdosierung vermeiden zu können, darf es nicht im Strahl aufgespritzt werden. Man läßt den Patienten während dieser Zeit langsam zählen. Im Augenblick, da er damit aufhört, ist das Rauschstadium erreicht, der Eingriff kann ausgeführt werden. Im allgemeinen wird nach ungefähr 100 Tropfen dieser Zeitpunkt erreicht sein. Da das Chloräthyl nur in kleiner Dosis ungefährlich ist, darf es *nur kurze Zeit* gegeben werden. Wenn daher der Eingriff längere Zeit beansprucht, muß das Chloräthyl abgesetzt und zum Äther übergegangen werden (s. Kapitel Vollnarkose). Nach dem Aufwachen läßt man den Patienten 10 bis 15° flach liegen, um Erbrechen zu verhüten.

Das Chloräthyl ist infolge seiner parenchymschädigenden Wirkung bei Leber-, Herz- und Nierenleiden nicht anzuwenden. Auch Kinder unter zehn bis zwölf Jahren sind auszuschließen. An seiner Stelle wird von Anfang an mit Äther begonnen.

Das ideale Mittel für die Kurznarkose ist das *Lachgas* oder Stickoxydul, das vor allem in Amerika ausgedehnt Verwendung findet. Es hat leider den großen Nachteil, daß es an einen besonderen Narkoseapparat, z. B. nach *McKesson*, gebunden ist, dessen Anschaffung wegen der Kosten für den praktischen Arzt vorerst bei uns kaum in Frage kommt. Seine Vorteile bestehen in raschem Eintritt der Narkose, dem Fehlen jeglicher toxischen Wirkung und sofortigem Aufwachen nach Absetzen der Maske.

d) Die Äther-Vollnarkose.

Dauert der Eingriff längere Zeit, so wird die Rauschnarkose in die Vollnarkose übergeführt. Trotzdem dies in der Praxis nur ausnahmsweise in Frage kommen wird, seien die wichtigsten Grundsätze hier kurz erörtert. Die Vorbereitungen sind die gleichen: nüchterner Magen, enge Kleider und Zahnprothesen entfernt, flache Lagerung und Fixation durch Gurte. Als Instrumentarium soll zur Verfügung stehen: Narkoseäther in braunem Tropffläschchen, Narkosemaske nach *Schimmelbusch*, Gazekompresse zum Schutze der Augen, Mundsperrer (nach *Roser-König*), Zungenzange, Kornzange mit Tupfern zum Auswischen des Rachens, sterile Rekordspritze mit verschiedenen Herz- und Kreislaufmitteln, z. B. Coramin, Sympatol, Lobelin, Adrenalin usw. Im Krankenhaus wird die Durchführung der Narkose im allgemeinen durch eine Morphium-(0,01)-Atropin-(0,001-) Injektion erleichtert. In der Praxis ist dies kaum ratsam, da die Kranken darnach längere Zeit schlafen.

Dem Stadium analgeticum, dem Rauschzustand, folgt das *Exzitationsstadium* mit klonisch-tonischen Kontraktionen der Muskulatur, besonders Krampf der Atemmuskulatur mit vorübergehendem Stillstand der Respiration, starker Unruhe, raschem Puls und mittelweiten Pupillen. Durch geschickte Führung kann der erfahrene Narkotiseur das Exzitationsstadium ganz vermeiden oder wesentlich abkürzen. Bei weiterem Auftropfen von Äther tritt das tiefe Stadium der Betäubung ein, das *Toleranzstadium*. Die Muskulatur erschlafft, der Unterkiefer mit Zunge sinkt zurück, die Atmung wird gleichmäßig, tief, der Puls langsamer. Die Pupillen sind sehr eng, der Cornealreflex ist erloschen. In diesem Stadium muß der Kranke so lange gehalten werden, bis der Eingriff seinem Ende zu geht. Nach Aussetzen der Ätherzufuhr wird der Kranke entsprechend der Narkosedauer früher oder später aufwachen, oft verbunden mit Erbrechen. Ein guter Narkotiseur wird bestrebt sein, seinen Patienten sofort nach Anlegen des Verbandes erwachen zu lassen. Der Kranke soll auch nachher unter Aufsicht bleiben, bis er sein Bewußtsein wieder voll erlangt hat.

Zwischenfälle bei der Äthernarkose sind meist Folge einer mechanischen Verlegung der Atemwege, kaum je einer Überdosierung. Die reflektorische Frühsynkope zu Beginn der Narkose kommt bei Äther nur äußerst selten vor. Häufiger tritt eine Störung der Atmung ein. Ursache kann eine Aspiration von Fremdkörpern (Gebiß, Kaugummi, Bonbon) oder von Blut- und Wundsekret sein. Operationen im Bereich der Mundhöhle müssen daher am hängenden Kopf durchgeführt werden. Durch Zurücksinken der Zunge bei tiefer Narkose kommt es zum Verschluß des Kehlkopfeingangs mit Zyanose und schnarchender Atmung. Dem ist leicht zu begegnen, indem man den Unterkiefer mit den beiden seitlich angelegten Händen nach vorn schiebt und ihn in dieser Stellung hält. Nur selten wird es nötig sein, den Mundsperrer einzusetzen und die Zunge mit der Zungenzange nach vorn zu ziehen. Bei Erbrechen zu Beginn der Narkose ist sofort der Kopf tief zu lagern, um eine Aspiration zu verhüten. Verlegungen durch Speichel oder Mageninhalt werden durch Auswischen mit Stieltupfern beseitigt.

Infolge Überdosierung kommt es zum zentral bedingten Atemstillstand. Treten im Laufe einer tiefen Narkose plötzlich eine Erweiterung der Pupillen, Kleinerwerden des Pulses, unregelmäßige, aussetzende Atmung ein, so sind dies die Alarmzeichen einer Lähmung des Atemzentrums. Die Maske wird sofort entfernt, die Operation unterbrochen und mit *künstlicher Atmung* begonnen. Oft kann durch mehrmaliges, ruckartiges Zusammendrücken des Thorax mit beiden Händen die spontane Atmung wieder in Gang gebracht werden. Gelingt dies nicht in kurzer Zeit, so muß die künstliche Atmung nach *Silvester* vorgenommen werden. Dazu stellt man sich hinter den Kopf des Patienten, faßt beide Vorderarme und zieht sie kräftig kopfwärts. Dabei wird der Kranke passiv einatmen. Hierauf legt man die Arme auf den Brustkorb und preßt sie fest an. Dadurch weicht die Luft aus der Lunge. Im Rhythmus von ungefähr fünfzehn bis zwanzig solcher passiven Atembewegungen kann dabei die Hilfsperson beim Exspirationsakt das Abdomen mit flach aufgelegten Händen zusammendrücken. Daneben verabreicht man Medikamente, die das Atemzentrum anregen, wie Coramin und Lobelin. Als letztes Mittel bleibt noch die intrakardiale Adrenalininjektion, deren Technik bei den Punktionen beschrieben ist. Nur ausnahmsweise wird eine solche Atemlähmung zum Tode führen. Auf alle Fälle sind die Wiederbelebungsversuche fortzuführen, bis der Atemstillstand behoben oder der Tod durch Auftreten von Totenflecken erwiesen ist.

V. Die Anästhesie zu diagnostischen und therapeutischen Zwecken.

Die Behandlung posttraumatischer schmerzhafter Zustände mit wiederholten Lokalanästhesien hat sich in den letzten Jahren so allgemein durchgesetzt, daß es mir wichtig erscheint, hierüber in einem besonderen Kapitel zu berichten. Das Verfahren geht zurück auf folgende Beobachtung von *Leriche:* Aus diagnostischen Gründen wurde bei einer Gelenkverstauchung eine Lokalanästhesie ausgeführt und festgestellt, daß die Schmerzfreiheit des verletzten Bandapparates weit länger anhielt, als dies mit der üblichen Wirkungsdauer dieses Mittels erklärt werden konnte. Auch waren die am nächsten Tag wiederkehrenden Schmerzen wesentlich geringer als vor der Injektion. Eine Wiederholung derselben brachte eine weitere Besserung, so daß die Behandlung eine merkliche Abkürzung erfuhr. *Leriche* hat zur Erklärung dieser Vorgänge folgende Theorie aufgestellt: Die nach einem Trauma einsetzende Schmerzhaftigkeit beruht nicht in erster Linie, wie bisher angenommen, auf einer Dehnung, teilweiser oder vollständiger Zerreißung der Bänder, sondern vorwiegend auf einer Läsion des Nervenendapparates in dem betreffenden Gewebe. Diese nervöse Störung löst einen Vasomotorenreflex mit Vasodilatation, Stase, Ödembildung, Überwärmung und Schmerzen bei funktioneller Beanspruchung aus. „L'entorse est une réaction vasodilatatrice locale posttraumatique", sagt *Leriche* und glaubt, daß diese Erscheinungen auf eine Störung des Sympathicus zurückzuführen sind. Die Anästhesieblockierung des Nervenendapparates unterbricht diesen Reizzustand und stellt die normalen Durchblutungsverhältnisse wieder her. Daher das rasche Abklingen der Schwellung und Schmerzhaftigkeit sowie die auffällig lange Wirkung der Anästhesie. Die Unterbrechung dieser Vasomotorenstörung kann sowohl am Orte der traumatischen Schädigung selbst, loco dolente, als auch am entsprechenden Sympathicusganglion erfolgen.

Wenn auch diese Theorie nicht restlos befriedigen kann, so ist es doch eine Erfahrungstatsache, daß mit dieser Behandlung oft eine günstige Wirkung erzielt werden kann. Will man die Durchblutung besonders anregen, so kann dies durch den Zusatz von Acetylcholin geschehen.

a) Die Lokalanästhesie bei traumatischen Gelenkschäden und Apophysenerkrankungen.

Vor allem bei Bänderzerrungen, Gelenkdistorsionen leichten Grades hat sich die Novocaininfiltration bewährt. Sowohl bei frischen als auch bei älteren Bandläsionen läßt sie sich anwenden. Die Technik ist denkbar einfach: am Orte der Schmerzhaftigkeit wird nach der üblichen Hautdesinfektion Novocain ohne Adrenalin (10 bis 20 ccm, eventuell auch mehr) von einer Hautquaddel aus fächerförmig injiziert. Die sofort eintretende Schmerzfreiheit wird dazu benützt, das betreffende Gelenk ausgiebig zu bewegen. Gelenkversteifungen können durch aktive und passive Bewegungsübungen sehr vorteilhaft mobilisiert werden. Die Einspritzungen werden nach zwei bis vier bis sechs Tagen wiederholt. Die Erfolge sind allerdings nicht unbedingt zuverlässig. Nicht selten hören wir von den Kranken, daß nach einigen Stunden, oft schon nach vier bis sechs, eine sehr heftige Reaktion in Form von starken Schmerzen auftritt, so daß weitere Lokalanästhesien verweigert werden. Dieser Nachschmerz kann gelegentlich nur schwach sein oder ganz fehlen. So schön und klassisch aber, wie uns *Leriche* die Erfolge schildert, ist es nicht immer. Wenn nach vier bis sechs Injektionen keine sichtbare Wirkung erzielt werden kann, ist es zwecklos, damit fortzufahren. Serien von zwanzig und mehr Einspritzungen, wie sie gelegentlich stattfinden, sind daher abzulehnen. Bei sensiblen Patienten möchte ich von dieser Behandlung überhaupt abraten.

Das *Anwendungsgebiet* ist sehr mannigfach. Vor allem bei Bänderzerrungen der verschiedensten Gelenke ist ein Versuch angezeigt. Voraussetzung ist allerdings, und darauf muß strikte geachtet werden, daß der Gelenkschluß nicht gelockert ist. Ist z. B. das innere Seitenband eines Kniegelenkes überdehnt und findet sich eine vermehrte seitliche Beweglichkeit, so wäre es fehlerhaft, die Behandlung mit Lokalanästhesie durchzuführen. Das überdehnte Band kann nur durch entsprechend lange Ruhigstellung mit einem Hülsenverband ausheilen. Das gleiche gilt für das Sprunggelenk, wenn der Bandapparat zwischen Tiabi und Fibula gelockert ist. Eine solche Gabelsprengung, auch ohne Fraktur, kann nur durch lange Ruhigstellung mit Gipsverband zur Heilung gebracht werden, will man nicht ein Schlottergelenk in Kauf nehmen. Hat man nach der klinischen Untersuchung Zweifel an der Festigkeit des Gelenkschlusses, so empfiehlt sich, ein „gehaltenes“ Röntgenbild zu machen, auf dem das Klaffen der Gelenkflächen zur Darstellung kommt. Denn wir müssen uns klar sein, daß wir mit der Anästhesierung gegen den Grundsatz verstoßen, nach welchem die Ruhigstellung eines verletzten Gewebes die wichtigste Voraussetzung für eine rasche Heilung darstellt. Nach diesen Überlegungen ist die Anästhesierung bei Bänderlockerung dringend abzuraten, wollen wir nicht in das Zeitalter von *Lucas Championieres* zurückfallen, der die mobilisierende Frakturbehandlung befürwortet hat.

Auf Grund eigener Erfahrung ist der Erfolg der Anästhesie bei den einzelnen Gelenken recht unterschiedlich. Am besten reagieren die frischen und älteren *Distorsionen des Sprunggelenkes*, meist bedingt durch eine Zerrung des Lig. talo-fibulare. Hier kann oft mit drei bis vier Sitzungen ein überraschender Erfolg erzielt werden. Ähnliches ist über *Verstauchungen* von *Schulter- und Handgelenk* zu sagen. Am Schultergelenk sind auch die *Periarthritis humeroscapularis* und die *Coracoiditis* ein oft dankbares Anwendungsgebiet. Weniger sicher sind die Ergebnisse bei den frischen *Seitenbandläsionen des Kniegelenkes.* Hingegen sahen wir gelegentlich Gutes bei veralteten Innenbandzerrungen mit Verkalkung oder Verknöcherung am Femurkondylus (Stiedaknochen). Die oft hartnäckigen, langdauernden Beschwerden können mit der Lokalanästhesie manchmal rasch zum Verschwinden gebracht werden. Sehr zu empfehlen ist beim *Torticollis* und bei der *Lumbalgie* die Infiltration der schmerzhaften Muskulatur. Oft kann mit einer einmaligen Injektion von 10 ccm eine völlige und anhaltende Beschwerdefreiheit erzielt werden.

Auch aus *diagnostischen Gründen* mag die Anästhesierung des inneren Seitenbandes des Kniegelenkes angezeigt sein, dann nämlich, wenn eine Meniscusläsion auszuschließen ist. Die klinische Untersuchung allein kann oft nicht genügend Klarheit schaffen. Verschwindet nach der Injektion die Gelenkblockierung im Sinne der Streckhemmung, so kann eine Meniscusläsion meist ausgeschlossen werden.

Bei den Verstauchungen der kleinen *Finger- oder Zehengelenke* ist der Erfolg der Lokalanästhesie ebenfalls recht wenig sicher. Meist ist der bekannt langwierige Verlauf dieser Verletzungen kaum merklich zu beeinflussen. Bei der *Epicondylitis humeri* und der Styloiditis radii gelingt es manchmal nach vier bis sechs Sitzungen, die Beschwerden zum Verschwinden zu bringen. In vielen Fällen jedoch kann auch die Lokalanästhesie dieses hartnäckige Leiden nicht beseitigen. Führen auch Kurzwellen- oder Röntgenbestrahlungen nicht zum Ziel, so empfiehlt sich bei der Epicondylitis die Operation von *Hohmann* — Spaltung und Abschiebung des Periostes vom Epicondylus. Über die Ursache der Epicondylitis wissen wir noch immer nichts Genaues, denn makroskopisch wie auch histologisch lassen sich keine Gewebsveränderungen nachweisen.

b) Die Sympathicus-Anästhesie.

Der große Aufschwung, den die Sympathicuschirurgie im letzten Jahrzehnt genommen hat, ist bekannt. Auch für den praktischen Arzt haben sich dadurch Wege geöffnet, die ihm gestatten, sowohl auf therapeutischem als auch auf diagnostischem Gebiet wertvolle Arbeit zu leisten. Für ihn kommen operative Eingriffe am sympathischen Nervensystem nicht in Frage, wohl aber kann er durch Anästhesierung des Ganglion stellatum oder des lumbalen Grenzstranges eine ganze Reihe von Affektionen günstig beeinflussen.

1. Anwendungsgebiet.

Überall dort, wo posttraumatische Funktionsstörungen, Kapsel- oder Bänderschrumpfungen, Schmerzzustände infolge Nerven- oder Zirkulationsstörungen vorliegen, kommt der temporären Sympathicusausschaltung eine große Bedeutung zu. Bei organischen oder funktionellen Durchblutungsstörungen, z. B. bei der Raynaudschen oder Buergerschen Erkrankung und der Thrombophlebitis „par effort“ gibt sie Aufschluß in diagnostischer Hinsicht, ob von der Sympathektomie ein Erfolg zu erwarten ist.

Die Ganglion stellatum-Anästhesie ist angezeigt bei folgenden Affektionen: posttraumatische Gelenkversteifungen nach Kontusionen, Distorsionen und Frakturen, nach infektiösen Prozessen an den Fingern und Händen, Gelenksperren bei Periarthritis humeroscapularis, Coracoiditis, Epicondylitis. Besonders wertvoll ist die Stellatum-Anästhesie beim Bilde der *Sudeck*schen *Dystrophie*. Während man bei allen vorher genannten Affektionen erst nach einer erfolglosen mechano-therapeutischen Behandlung die temporäre Ganglionausschaltung versuchen wird, empfiehlt es sich beim Sudeck schon möglichst frühzeitig zu injizieren, bevor noch das schwer zu bekämpfende Vollbild dieser Sympathicusstörung sich entwickeln kann. Auch beim *Scalenussyndrom* sind bei der Stellatum-Anästhesie oft gute therapeutische Erfolge zu erzielen.

Dieses Krankheitsbild, erstmals 1935 von den Amerikanern *Ochner, Gage, Bakey* und *Naffziger* als Scalenussyndrom bezeichnet, ist gekennzeichnet durch vaskuläre, neurale und lokale Störungen an Schulter und Arm. Als Ursache findet sich eine einschneidende Raumbeengung im Bereich der Scalenuslücke, sei es infolge einer Hypertonie oder einer schwieligen Fibrose dieses Muskels, sei es infolge einer Halsrippe, die zu Kompressionserscheinungen der Subclavia oder der Plexuswurzeln C 7/Th 1 führt. Klinisch finden sich Schwäche und rasche Ermüdbarkeit im Arm, Sensibilitätsstörungen, wie Hyp- und Paraesthesien, Ödeme und Entfärbung der Hände und Vorderarme. Bei Hochheben des Armes oder Senken des Schultergürtels und Drehung des Kopfes gegen die gesunde Seite läßt sich meist ein Verschwinden des Radialispulses sowie Kribbeln, Einschlafen der Finger usw. feststellen. Als auslösendes Moment wird oft Überanstrengung bei muskulärer Insuffizienz sowie unfallmäßige Veränderungen am Stütz- und Bewegungsapparat des Schultergürtels angegeben. Da in der Regel auch Störungen des sympathischen Nervengeflechtes dabei beobachtet werden, ist es einleuchtend, daß die temporäre Ausschaltung des Ganglion stellatum Erfolgsaussichten bietet. Erst wenn diese Behandlung in Verbindung mit mediko-mechanischen Maßnahmen versagt, ist die Scalenotomie oder Halsrippenresektion angezeigt.

Die Anästhesie des *lumbalen Grenzstranges* findet ihre Anwendung unter ähnlichen Gesichtspunkten bei posttraumatischen Gelenksteifen und der Sudeckschen Dystrophie. Häufiger als an der oberen Extremität wird hier eine Zirkulationsstörung, z. B. Endarteritis obliterans *Winiwarter-Buerger*, nach Erfrierungen usw. Anlaß zur temporären Sympathicusausschaltung geben. Hier wie auch beim Megacolon wird der Ausfall der Anästhesie für die Gangliektomie richtungweisend sein.

2. Die Technik der Ganglion stellatum-Anästhesie.

Leriche bezeichnet diese Anästhesie als gefahrlos und leicht auszuführen. Dieser Satz ist zweifellos in dieser Form nicht richtig. Denn seit die Stellatum-Anästhesie häufiger angewendet wird, sind nicht wenige Zwischenfälle sehr ernster Art bekannt geworden. Das Auftreten eines Pneumothorax, ja auch eines bedrohlichen Spannungspneumothorax, mitunter auch akute Todesfälle infolge intraduraler Einspritzung sind Gefahren, die

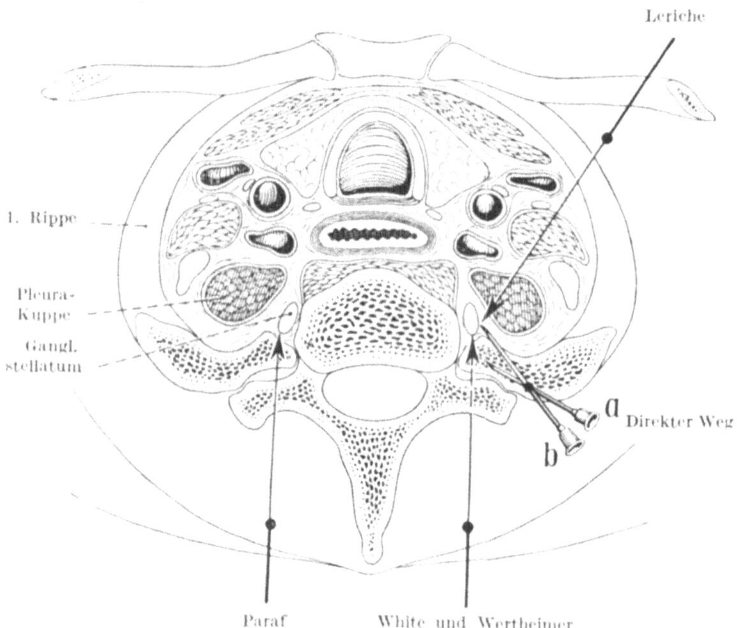

Abb. 7. ***Die verschiedenen Zugangswege zur Anästhesie des Ganglion stellatum.*** Schematischer Querschnitt in der Höhe des 1. Brustwirbels. — Der von uns bevorzugte *direkte Weg* gibt die beste Gewähr, eine Pleura- oder Gefäßverletzung oder eine intradurale Injektion zu vermeiden. a Erste Nadellage: Die Spitze hat den Leitpunkt, 1. Rippe, erreicht. b Zweite Nadellage: Die Spitze ist über den vorderen Rand der Rippe nach vorn und etwas median geführt. 1 bis $1^1/_2$ cm tiefer ist das Ganglion stellatum erreicht.

nur in geübter Hand vermeidbar sind und selbst da nur mehr oder weniger sicher. *Es muß daher dringend davor gewarnt werden, die Stellatum-Anästhesie ohne genaue anatomische Kenntnisse und entsprechende technische Fertigkeit auszuführen.* In diesem Sinne gilt diese Injektion nur mit einer großen Reserve als ein Verfahren des praktischen Arztes. Sind jedoch die Voraussetzungen erfüllt und werden die im folgenden angeführten Vorsichtsmaßnahmen strikte befolgt, so ist gegen ihre Anwendung nichts einzuwenden.

Nun zur Technik (Abb. 7). Es sind verschiedene Zugangswege möglich: Nach der Angabe von *Leriche* und *Fontaine* erfolgt der Einstich mit einer 6 bis 8 cm langen dünnen Nadel von vorne ein Querfinger oberhalb der Mitte der Clavicula, wobei der Kopf nach der entgegengesetzten Seite gedreht wird. Die Nadel trifft in zirka 2 bis 3 cm Tiefe auf die erste Rippe, der entlang man sich gegen die Wirbelsäule zu tastet; das äußere Ende der Nadel wird dabei nach lateral verschoben. Ist die Wirbelsäule erreicht, so wird das Nadelende um 30° gehoben. Nach dieser doppelten Wendung liegt die Nadelspitze unmittelbar beim Ganglion stellatum. Noch während der Einführung der Nadel klagen die Patienten regelmäßig über Schmerzen im Schulterblatt. Dies ist das Zeichen, daß wir uns in der Höhe des Ganglions befinden. Gelegentlich werden auch einmal bis in den Arm ausstrahlende Schmerzen geäußert, die auf eine Plexusreizung zurückzuführen sind. Durch Zurückziehen der Nadel und Vorschieben nach medialwärts läßt sich der Plexus umgehen. Um sicher zu sein, kein Gefäß (Arterie oder Vene) angestochen zu haben, vor allem aber um eine eventuelle letale intradurale Injektion sicher zu vermeiden, soll die Spritze von der Nadel entfernt werden. Erst wenn man sich vergewissert hat, daß kein Blut oder Liquor abfließt und die Nadelspitze nicht knöchern fixiert ist, werden 10 bis 20 ccm Anaestheticum langsam injiziert. Noch während der Einspritzung verstärkt sich meist der Schulterblattschmerz, um dann rasch abzuklingen.

Die Punktion von hinten nach *White* und *Wertheimer* wird zwei Querfinger seitlich vom Dornfortsatz des ersten Brustwirbels auf den Querfortsatz dieses Wirbels eingestochen, dann gesenkt und vorgeschoben, bis der retropleurale Raum zwischen dem ersten und zweiten Brustwirbel erreicht ist. Nach *Philippides* soll es dabei selten gelingen, das Ganglion selbst zu treffen; nur mittels eines großen Lokalanästhesiedepots wird die Ausschaltung erreicht. Auf ähnliche Weise gehen *Paraf* und *Dreyfus-le Foyer* vor, nur daß sie in der Höhe des siebenten Halswirbels einstechen und oberhalb der ersten Rippe das Ganglion stellatum erreichen.

Die Punktion von der Seite her nach *Goinard* soll eine Pleuraverletzung vermeiden lassen. Am vorderen Trapeziusrand, ungefähr in der Mitte des supraclaviculären Dreiecks, wird die Nadel in einem Winkel von 45° gegenüber der Waagrechten auf die erste Rippe eingestochen, die in 2 bis 3 cm Tiefe erreicht wird. Die Nadel wird etwas zurückgezogen, mehr horizontal geneigt und in Kontakt mit der ersten Rippe gegen die Wirbelsäule vorgeschoben, wo die Spitze das Ganglion erreicht. Mit dieser Technik läßt sich wohl meist eine Pleuraverletzung umgehen, hingegen besteht infolge der horizontalen Nadellage die erhöhte Gefahr einer intraduralen Injektion.

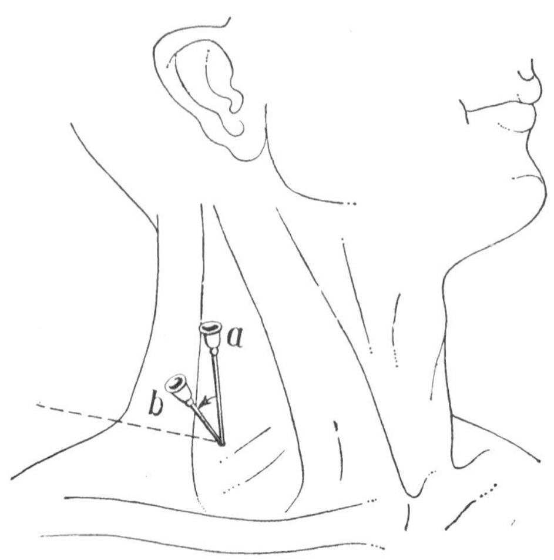

Abb. 8. *Einstichstelle für die Ganglion stellatum-Anästhesie an der seitlichen Halspartie.* a Erste Nadellage: Die Spitze liegt auf dem Leitpunkt, 1. Rippe. b Zweite Nadellage: Die Spitze ist über den vorderen Rand der 1. Rippe geführt und hat das Ganglion stellatum erreicht.

Wir selber wählen daher lieber den direkten Weg: In der Mitte zwischen der Vena jugularis externa und vor dem vorderen Trapeziusrand, dort wo die seitliche Halsregion in die Supraclaviculargrube übergeht, wird von einer kleinen Hautquaddel aus die Nadel in einem Winkel von ungefähr 60 bis 70° von der Horizontalen aus direkt auf das Köpfchen der ersten Rippe eingestochen (Abb. 8). Durch eine geringe Verschiebung der Nadelspitze nach medial fühlt man den knöchernen Widerstand des ersten Brustwirbels und befindet sich bereits in der Gegend des Ganglions. Prinzipiell führen wir die Anästhesie — im Gegensatz zu *Leriche* — nur am *liegenden Patienten* aus. Nach genauer Prüfung, daß nichts aus der Nadel abfließt, werden die ersten Kubikzentimeter sehr langsam gespritzt, so daß beim Auftreten von Nebenerscheinungen sofort abgesetzt werden kann, noch bevor eine größere Anästhesiemenge deletäre Folgen hat. Betrachten wir die Abb. 7, so scheint uns dieser direkte Weg die beste Gewähr zu geben, eine Pleuraverletzung sowie eine intradurale Injektion zu vermeiden.

Philippides hat einen besonderen Zielapparat angegeben, der die Nadelrichtung nach dem Röntgenbild genau einstellen

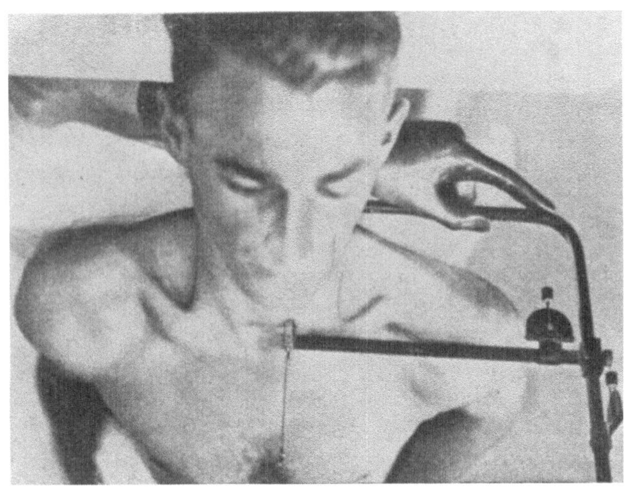

Abb. 9. Punktion des Ganglion stellatum von vorn mit dem Zielapparat von *Philippides* (aus: „Der Chirurg").

läßt (Abb. 9). *Knoll* berichtet über dieses Verfahren der gezielten gradlinigen Punktion von vorn und betont die große Einfachheit, Gefahrlosigkeit und Treffsicherheit bei 160 Anästhesien; auch dabei läßt sich ein Pneumothorax nicht mit Sicherheit vermeiden, der sich durch Reißen und Stechen auf der Brust und starke Atemnot äußert. In ähnlichem Sinne berichtet *Bühlmann*.

Als Zeichen dafür, daß die Anästhesie richtig sitzt, entwickelt sich in kurzer Zeit ein *Horner*scher *Symptomenkomplex* mit Verengerung der Lidspalte und der Pupille, Rötung der Conjunctiva, eventuell auch Tränen des Auges und Fremdkörpergefühl. Zugleich geben die Patienten ein Wärme- oder Hitzegefühl der entsprechenden Gesichtsseite an. Meist erst einige Minuten später tritt eine deutliche Überwärmung des Armes auf, die sich langsam bis zu den Fingern ausbreitet. Die durch die Sympathicusausschaltung erzielte bessere Durchblutung läßt sich durch Temperatursteigerung und Erhöhung der oszillometrischen Ausschläge des Blutdruckes einwandfrei nachweisen. Zahlreiche

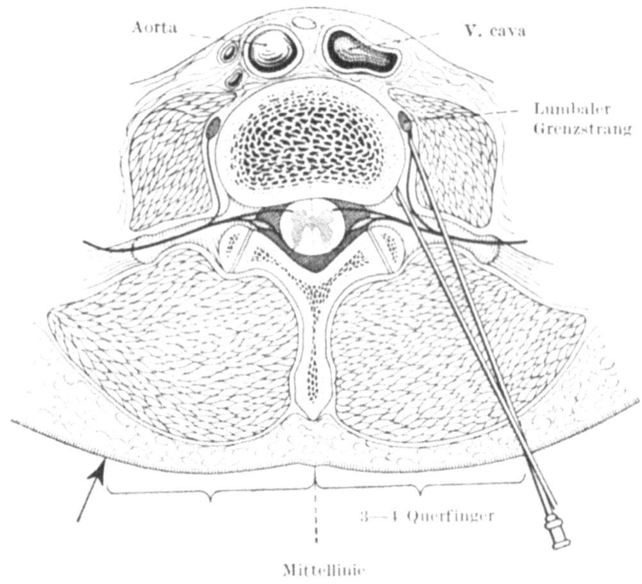

Abb. 10. *Technik der lumbalen Grenzstranganästhesie.* Schematischer Querschnitt in der Höhe des 2. Lumbalwirbels: Nachdem die Nadelspitze über den Querfortsatz gelangt ist, trifft sie auf den knöchernen Widerstand des Wirbelkörpers. Die Nadel wird durch leichte Wendung entlang der Wirbelkante zirka 2 cm nach vorn geschoben und gelangt damit in das Gebiet des Grenzstranges.

Schmerzzustände, die wir bereits oben aufgezählt haben, verschwinden für mehrere Stunden. Diese Zeit ist zur Mobilisation versteifter Gelenke auszunützen.

Der Horner verschwindet nach zwei bis drei Stunden regelmäßig, während die Schmerzen oft erst nach zwölf oder mehr Stunden meist abgeschwächt wieder zurückkehren. Die Kranken klagen nicht selten über eine allgemeine Schwere der Glieder, gelegentlich auch über Schwindelgefühl im Anschluß an die Anästhesie. Muß die Injektion wiederholt werden, so soll mindestens drei bis vier Tage damit zugewartet werden. Manchmal beobachtet man, daß der Horner nach mehreren Einspritzungen längere Zeit, bis zu einigen Tagen, allerdings nur in abgeschwächtem Maße, andauert.

3. Die Technik der lumbalen Sympathicusanästhesie.

Für die Praxis kommt nur der paravertebrale Weg in Frage, während in der Klinik auch die Lumbalanästhesie ausgeführt werden kann. Für die paravertebrale Ausschaltung benötigen wir eine 10 bis 12 cm lange Nadel sowie 20 bis 30 ccm Anästhesielösung *ohne* Adrenalin. Der Patient sitzt auf dem Operationstisch, wobei der Rücken gestreckt sein soll. Auf der Höhe des zweiten Lumbalwirbels wird die Nadel drei Querfinger lateral vom Dornfortsatz in einem Winkel von 45° zur Frontalebene eingestochen (s. Abb. 10). In der Tiefe von 3 bis 4 cm stoßen wir mit der Nadelspitze auf den Querfortsatz. Durch Senken oder Heben der Nadel wird der Querfortsatz umgangen. Bei 8 bis 9 cm gelangen wir erneut auf knöchernen Widerstand, diesmal auf den Wirbelkörper. Die Nadelspitze wird nun, ohne die knöcherne Führung ganz zu verlieren, noch 1 bis 2 cm weiter nach vorn geführt. Der Patient äußert in diesem Augenblick oft ein stechendes Gefühl im Gesäß oder gegen den Oberschenkel zu. Nachdem man sich überzeugt hat, daß kein Blut oder Liquor aus der Nadel herausfließt, werden langsam 20 bis 30 ccm Anästhesielösung injiziert: anschließend wird der Patient flach gelagert. Die Wirkung der Grenzstrangausschaltung tritt in der Regel nach zehn bis zwanzig Minuten ein. Subjektiv empfindet der Patient ein deutliches Wärmegefühl und Nachlassen von Schmerzen. Objektiv können wir ein Ansteigen der Hauttemperatur sowie erhöhte Oszillometerausschläge nachweisen. Die Gefahren dre lumbalen Grenzstrangausschaltung sind wesentlich geringer als bei der Stellatum-Anästhesie. In erster Linie ist die intralumbale Injektion zu vermeiden, daher ist auch hier zu kontrollieren, daß sicher kein Liquor abfließt. Ein Anstechen des Plexus ist, abgesehen von recht unangenehmen ausstrahlenden Schmerzen in das Bein, ohne besondere Folgen. Die Dauer der Wirkung beträgt einige Stunden. Wurde die Nadel zu weit ventral vorgeschoben, so führt dies zu einer Punktion der Aorta oder der V. cava. Ein solcher Zwischenfall, der aus dem Abfließen von Blut aus der Nadel sofort erkannt wird, ist harmlos, sofern die Einspritzung der Anästhesielösung unterbleibt.

VI. Bluttransfusion, Blutersatz.

Die *Bluttransfusion* ist bei akutem Blutverlust und beim traumatischen Schock das beste Verfahren und wirkt oft lebensrettend. Sie ist auch bei sekundären Anämien (Krebs) sowie bei chronischen Infektionszuständen spezifischer und unspezifischer Genese, Blutkrankheiten, Vergiftungen usw. von großer praktischer Bedeutung. Die Durchführung der Bluttransfusion ist heute durch Verwendung geeigneter Apparate weitgehend vereinfacht, besonders seit der Einführung der Blutkonservierung, so daß auch der praktische Arzt ohne besondere Schwierigkeiten davon Gebrauch machen wird.

1. Die Frischbluttransfusion.

Die unbedingte Voraussetzung für jede Bluttransfusion ist die Wahl eines geeigneten Spenders. Abgesehen davon, daß das übertragene Blut frei von Lues- und Malariaerregern sein soll, muß durch die *Blutgruppenbestimmung* festgestellt werden, daß der Empfänger durch Hämolyse nicht geschädigt werden kann.

Landsteiner hat 1901 entdeckt, daß sich das menschliche Blut in vier Gruppen trennen läßt. Dieses Phänomen beruht darauf, daß die roten Blutkörperchen zwei verschiedene Arten von agglutinierbarer Substanz, Agglutinogen A und B, enthalten. Man bezeichnet daher die vier Blutgruppen nach dem Gehalt an Agglutinogen als 0, A, B, AB.

Im Serum finden sich ebenfalls zwei Stoffe, die als Anti A, α und Anti B, β *Agglutinine* bezeichnet werden. Es ist ohne weiteres verständlich, daß im Serum nie Agglutinine vorhanden sein können, welche die zugehörigen Erythrozyten agglutinieren. Die vollständige Bezeichnung der vier Blutgruppen lautet daher: 0 α β, A β, B α, AB 0. Für den praktischen Gebrauch ist die Bestimmung der Serumagglutinine unnötig, da Störungen (z. B. bei hohem Titer oder bei stark anämischen Kranken) mit der grundsätzlich durchzuführenden biologischen Vorprobe (s. dort) und durch langsames Transfundieren vermieden werden können.

Zur Bestimmung der Zugehörigkeit der roten Blutkörperchen zu den vier Gruppen verwendet man Testsera, die heute in fast allen Ländern von staatlich geprüften Instituten zur Verfügung gestellt werden.

Die Untersuchung wird folgendermaßen durchgeführt: Als Material benötigt man das in Glasröhrchen eingeschmolzene

Testserum A (weißes Röhrchen) und B (braunes Röhrchen), zwei Objektträger und einen mit Äther gereinigten Schnepper. Ein Objektträger wird auf eine weiße Unterlage gebracht und das Testserum A am Rande, das Serum B in der Mitte aufgetropft. Man soll sich immer an diese Reihenfolge halten, um Verwechslungen vorzubeugen. Mit dem Schnepper wird nun nach erfolgter

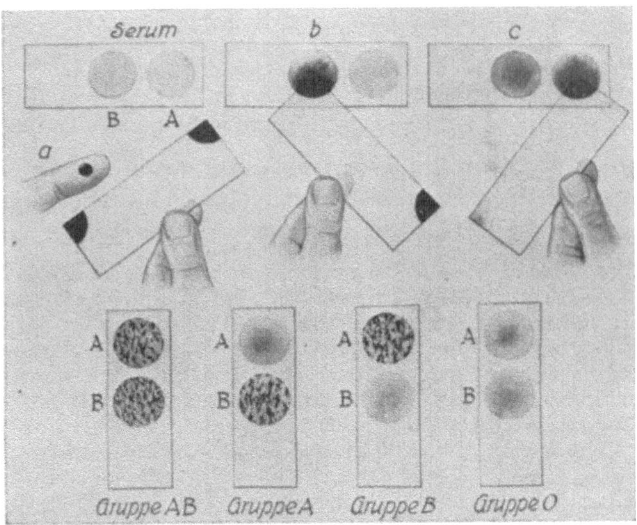

Abb. 11. *Technik der Blutgruppenbestimmung.* Oben: Das Testserum A und B auf dem Objektträger. Beimischung einer *kleinen* Blutmenge von den beiden Ecken eines zweiten Objektträgers. Unten: Ablesen der Blutgruppe nach 7 bis 10 Minuten Wartezeit.

Desinfektion entweder in die Fingerkuppe oder in das Ohrläppchen ein Einstich gemacht und das austretende Blut an zwei Ecken des zweiten Objektträgers abgestrichen. Das Blut der einen Ecke wird nun dem Serum A des ersten Objektträgers beigegeben und leicht vermischt. Mit der zweiten Ecke verfährt man gleich beim Serum B. Dabei ist darauf zu achten, daß die beiden Bluttropfen sehr klein sein müssen, nicht größer als 3 bis 4 qmm, denn das Mischungsverhältnis zum Testserum soll ungefähr 1 : 20 betragen (*Schürch*). Nie darf die gleiche Ecke mit beiden Serumtropfen in Berührung kommen. Durch leichtes Hin- und Herschwenken sorgt man für eine gute Durchmischung. Vor Ablauf von sieben bis zehn Minuten soll die Ablesung der

Agglutination nicht erfolgen, wenn man auch bei vollwertigem Serum Fehlbestimmungen vermeiden will. Die Agglutination wird makroskopisch festgestellt: wir beobachten in entsprechenden Serumtropfen eine körnige Zusammenballung der Erythrozyten; bleibt die Reaktion aus, so wird der Serumtropfen gleichmäßig rot gefärbt erscheinen. Aus der Abb. 11 sind die vier Möglichkeiten ersichtlich:

Gruppe 0. Keine Agglutination. Universalspender.
Gruppe A. Agglutination in B.
Gruppe B. Agglutination in A.
Gruppe AB. Agglutination in A und B. Universalempfänger.

Ist die Reaktion nicht absolut eindeutig, so muß sie wiederholt werden. Bleiben auch dann noch irgendwelche Zweifel über die Gruppenzugehörigkeit, so ist der Spender auszuschalten.

In der Gruppe A sind Schwankungen der Empfindlichkeit der Ec. von Bedeutung. Man unterscheidet eine Untergruppe A_2, deren Blutkörperchen weniger empfindlich sind als diejenigen von A_1. Dies äußert sich in einem verzögerten Auftreten der Agglutination. Daher Ablesung erst nach sieben bis zehn Minuten. Es kommt sonst zu einer falschen Gruppenbestimmung: 0 statt A, B statt AB. Das Verhältnis von $A_1 : A_2$ beträgt 80 : 20%.

Die Faktoren M, N und P spielen bei der Bluttransfusion keine Rolle, da es im menschlichen Serum keine entsprechenden natürlichen Agglutinine gibt. Sie haben nur eine forensische Bedeutung.

Viel wichtiger ist die erst kürzlich von *Landsteiner* und *Wiener* gemachte Entdeckung des *Rhesusfaktors*. Sie fanden, daß das Serum eines Meerschweinchens, welches mit Blutkörperchen eines Affen, Macacus Rhesus, vorbehandelt wurde, die Ec. von zirka 85% der weißen Bevölkerung zur Agglutination bringt. Diese als Rhesusfaktor (Rh +) bezeichnete Erscheinung wird dominant vererbt und hat in kurzer Zeit eine klinische Bedeutung erlangt, die vorläufig in ihrer ganzen Tragweite noch gar nicht abzuschätzen ist. Natürliche Antikörper gegen den Rhesusfaktor gibt es nicht, sie können aber in rhesusnegativen Individuen entstehen, wenn diese mit r esuspositiven Ec. sensibilisiert werden.

Dies tritt dann ein, wenn eine Rh —-Mutter ein Rh +-Kind erzeugt. Im Moment der ersten Geburt kommt es beim Übertritt kindlicher Ec. in den mütterlichen Kreislauf zur Sensibilisierung, die, nach Bildung von Antikörpern, bei den folgenden Geburten zu einer schweren Schädigung der kindlichen Ec. führt. Eine Reihe von Krankheiten findet dadurch ihre Erklärung, Abort, Totgeburt, Hydrops congenitus universalis und Ikterus gravis neonatorum, die unter dem Begriff des Morbus haemolyticus neonatorum zusammengefaßt werden (*Fanconi und Mitarbeiter*).

Für die Bluttransfusion ist der Rhesusfaktor deshalb wichtig, weil beim Rh—-Empfänger durch die Übertragung von Rh+-Spenderblut Antikörper erzeugt werden, die bei einer späteren Transfusion von Rh+-Blut eine schwere Hämolyse eventuell mit tödlichem Ausgang zur Folge haben können. Bisher völlig ungeklärte Zwischenfälle bei Retransfusionen nach entsprechendem Intervall (zirka drei Wochen) dürften damit in Zusammenhang stehen. Die Auswirkung dieser neuen Entdeckung läßt sich heute noch nicht übersehen. Seit in Amerika bei jeder Bluttransfusion neben der gewöhnlichen Gruppenbestimmung routinemäßig der Rhesusfaktor bestimmt wird, soll die Zahl der Zwischenfälle bedeutend zurückgegangen sein. Man wird daher auch in Europa gut tun, diese zusätzliche Untersuchung durchzuführen.

Der Nachweis kann mit der Objektträgermethode, ähnlich wie sie bei der Blutgruppenbestimmung dargestellt wurde, erbracht werden (*Ziegler*). Zu einem Tropfen Rhesus-Standard-Serum wird ein möglichst kleines Quantum Nativblut hinzugefügt, mit einem Glasstäbchen gut durchgemischt und das Präparat bei Zimmertemperatur in einer feuchten Kammer stehengelassen. Die Ablesung erfolgt nach zwanzig Minuten, zwei Stunden und sechs bis acht Stunden.

Das Ergebnis der Blutgruppenbestimmung ist ausschlaggebend für die Wahl des Spenders. Meist lassen sie sich in der Verwandtschaft des Empfängers finden. Andernfalls stehen an allen größeren Kliniken eine Anzahl von geeigneten Spendern zur Verfügung. Es ist selbstverständlich, daß nur gesunde Menschen in Betracht kommen. (WaR neg.!) Im allgemeinen wird man bei der Frischbluttransfusion eine gruppengleiche Übertragung vorziehen. Falls kein gruppengleicher Spender zu finden ist, kann Blut der Gruppe 0 transfundiert werden, vorausgesetzt, daß beim Empfänger keine Krankheiten des Blutes, der Leber, der Milz und der Nieren vorliegen. Nie wird man sich mit dem Ergebnis früherer Gruppenuntersuchungen begnügen, sondern grundsätzlich unmittelbar vor jeder Transfusion die Blutgruppenbestimmung selbst durchführen. Als letzte Sicherung gegen übersehene

Gruppenfehler muß vor der Transfusion einer größeren Blutmenge die *biologische Probe nach Öhlecker* ausgeführt werden. Sie wird folgendermaßen angestellt: Probeinjektion von 10 ccm Blut, dann eine bis zwei Minuten zuwarten und den Kranken genau beobachten. Falls keine Reaktion erfolgt, zweite Probeinjektion von 20 bis 40 ccm, wieder zwei Minuten warten und

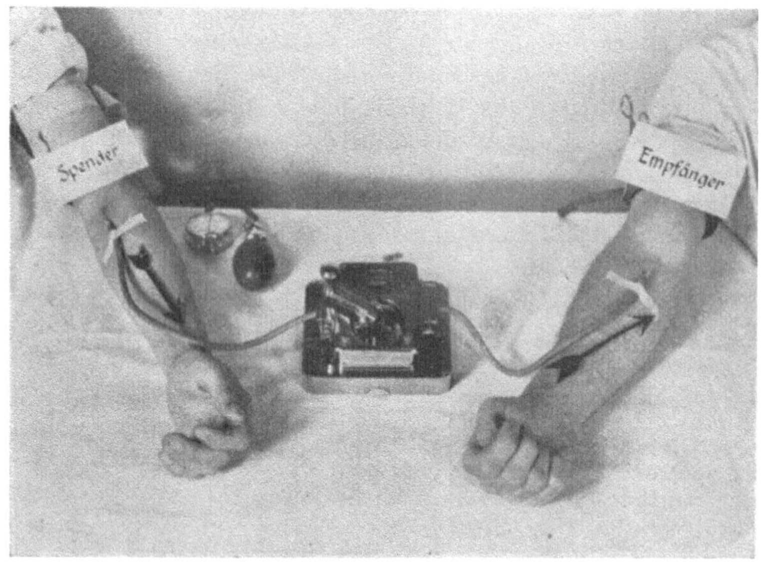

Abb. 12. Frischbluttransfusion mit dem Apparat von *Jouvelet*.

wieder den Patienten genau beobachten. Erst wenn auch jetzt keine Störung beim Empfänger eintritt, darf die Transfusion erfolgen.

Der Zweck der biologischen Probe ist die Erkennung des *Hämolyseunfalles* mit der kleinsten Blutmenge. Bei der Übertragung von unverträglichen Blutsorten werden die Ec. des Spenders sofort im Empfängerkreislauf aufgelöst, d. h. hämolysiert, Beim Empfänger tritt eine *Hämoglobinämie* auf, die *nach etwa einer Minute schockartige Erscheinungen* hervorruft: Unruhe, Übelkeit, eventuell Erbrechen, Schlechterwerden des Pulses, beschleunigte Atmung und Oppressionsgefühl, beginnendes Lungenödem, Lenden- und Kreuzschmerzen. Es ist selbstverständlich, daß bei diesen

Zeichen die Transfusion sofort abgebrochen werden muß. Coramin in hohen Dosen, 10—20—40 ccm i. V., wirkt oft rettend beim schweren Schock. 60 bis 80 ccm gelösten Blutes haben noch keine schädlichen Folgen, erst bei größeren Mengen tritt die gefährliche Hämoglobinurie auf, die zum Tode an einer Nierenschädigung (Oligurie, Anurie) führen kann. *Das sicherste Mittel, einen Hämolyseunfall zu vermeiden, ist die richtige Blutgruppenbestimmung und die konsequente Vornahme der biologischen Probe.*

Die viel harmloseren *Nachreaktionen*, die in Temperatursteigerungen, Schüttelfrost und Kreislaufstörungen bestehen, haben mit dem hämolytischen Schock nichts zu tun. Sie treten meist erst einige Stunden nach der Transfusion auf und sind auf eine Überempfindlichkeit gegen körperfremde Eiweiße zurückzuführen.

Die Transfusion wird mit einem der zahlreichen Apparate, die im Handel sind, durchgeführt. Dabei erübrigt es sich in den allermeisten Fällen, eine Venenfreilegung zu machen; dies bleibt nur für Ausnahmen reserviert, in denen eine Venenpunktion aus irgend einem Grunde nicht möglich ist. Wir selbst haben mit dem Apparat von *Jouvelet* in den letzten Jahren die besten Erfahrungen gemacht (Abb. 12). Ein nach dem gleichen Prinzip konstruierter Taschenapparat leistet ebenfalls Gutes in der Praxis. Zur *Durchführung der Transfusion* werden Spender und Empfänger nebeneinander gelegt und der Transfusionsapparat in der Mitte zwischen beiden aufgestellt. Zuerst wird die gestaute Cubitalvene des Spenders mit einer ziemlich dicken, kurz geschliffenen Nadel punktiert. Wenn das Blut leicht abfließt, wird die Nadel an den zuführenden Gummischlauch angeschlossen und das ganze System durch Umdrehung der Kurbel mit Blut gefüllt. Luftblasen dürfen nicht mehr austreten (Gefahr der Luftembolie). Inzwischen hat der Assistent die Vene des Empfängers punktiert. Man kann dies auch selber ausführen, wenn eine Hilfsperson den Apparat langsam in der Zwischenzeit betätigt, damit eine Gerinnung verhindert wird. Nun wird der abführende Schlauch an die Nadel beim Empfänger angeschlossen. Eine Umdrehung der Kurbel überträgt einen Kubikzentimeter. Im allgemeinen wird man bei einer Transfusion 300 bis 500 ccm überleiten. Es empfiehlt sich dabei, nicht zu rasch zu verfahren, um den Kreislauf nicht zu stark zu belasten. In Notfällen freilich ist man gelegentlich gezwungen, bis zu einem Liter und mehr zu transfundieren. Mehr als 500 ccm sollen in der Regel dem einzelnen Spender nicht entnommen werden. Bei stark anämischen Kranken ist darauf zu achten, die Übertragung von 0-Blut besonders langsam zu machen, weil sonst das Spenderserum die Empfängererythrozyten agglutinieren bzw. hämolysieren kann. Bei langsamer Transfusion werden die übertragenen Agglutinine vom Empfängerorganismus laufend adsorbiert, ohne daß ihre Konzentration ein Maß erreicht, das zur Hämolyse führt.

2. Die Infusion von konserviertem Blut.

Die großen Fortschritte, welche in den letzten Jahren die Blutkonservierung erfahren hat, gestatten dem praktischen Arzt, Bluttransfusionen gefahrloser und technisch leichter durchzuführen. Die Blutkonservierung ist die Aufgabe größerer Institute und Kliniken. Als Stabilisator wird am häufigsten eine Dextrose-Citratlösung verwendet. Die Wirkung ist generell die gleiche wie bei der Frischblutübertragung; dies gilt besonders auch für die Blutstillung. Das Indikationsgebiet umfaßt sowohl die Behandlung von chirurgischen Fällen als auch die verschiedensten internistischen Leiden (*Schürch und Mitarbeiter*). Das in Glasampullen von 300 ccm eingeschmolzene Blut ist ungefähr zwei bis maximal drei Wochen haltbar. Die Beurteilung des konservierten Blutes auf seine Brauchbarkeit zur Transfusion erfolgt nach folgenden Gesichtspunkten: Kontrolle der Beschriftung, wobei besonders die Blutgruppe, Datum und Ort der Abfüllung wichtig ist. Gewöhnlich wird man der Einfachheit halber nur Blut der Gruppe 0 (Universalspender) zur Konservierung verwenden. Das Blut muß eine scharfe Trennung der sedimentierten Erythrozyten- und der Plasmaschicht aufweisen. Das Plasma soll klar und von gelblich-grünlicher Farbe sein. Findet sich zwischen den beiden Schichten ein hämolytischer Saum, ist gar das Plasma ganz hämolytisch verfärbt oder sind Koagula vorhanden, so ist das Blut ungeeignet und darf nicht verwendet werden. Durch den Transport aufgeschütteltes Blut läßt sich nicht beurteilen. Man muß daher die Senkung der Erythrozyten abwarten. Der praktische Arzt wird sich jedoch darauf verlassen können, daß die Abgabestelle nur wirklich brauchbares Blut übermittelt.

Vor der Transfusion wird das Blut in der Ampulle vorsichtig durch Umschwenken gemischt, bis es eine homogene, dunkelrote

Flüssigkeit bildet. Ruckartige Bewegungen können eine Hämolyse herbeiführen. Da das konservierte Blut im Kühlschrank aufbewahrt wird, muß die Ampulle vor Gebrauch erwärmt werden. Dies geschieht im Wasserbad, wobei die Erwärmung höchstens bis 30 oder 35° erfolgen soll, um eine Schädigung des Blutes zu vermeiden (Hämolyse). Bei langsam ablaufenden Transfusionen oder Tropfinfusionen ist eine Erwärmung überflüssig.

Bei der Vorbereitung zur Transfusion ist es nicht unbedingt notwendig, die Blutgruppe des Empfängers zu kennen, falls das konservierte Blut der Gruppe 0 angehört. Hingegen darf die *biologische Probe nach Öhlecker* wie beim Frischblut *nicht unterbleiben*. Diese läßt sich um so leichter durchführen, als eine Koagulation während der Transfusion nicht eintreten kann. Soll eine Tropftransfusion ausgeführt werden, so kann dies die biologische Probe in keinem Falle ersetzen.

Sehr einfach gestaltet sich die Vorbereitung der Ampulle. Zuerst wird der obere Ampullenhals mit der Feile eröffnet und der Infusionsschlauch befestigt. Dann dreht man die Ampulle um, klemmt den Schlauch ab und eröffnet den zweiten Hals. Nachdem alle Luft aus dem Infusionsschlauch und der Nadel entfernt ist, wird die Vene punktiert. Das Blut wird nun durch die Schwerkraft in das Gefäßsystem des Empfängers einfließen. Eine besondere Druckpumpe braucht man nicht. Wenn die biologische Probe ohne Störung verlaufen ist, kann das Blut durch Hochstellen der Ampulle ziemlich rasch infundiert werden. Die Störungen und Gefahren der Transfusion mit konserviertem Blut sind bei richtiger Durchführung nicht größer als mit Frischblut.

Die Transfusion von *Plasma*, die vor allem von den Alliierten im zweiten Weltkrieg in ausgedehntem Maße verwendet wurde, ist aus verschiedenen Gründen vorteilhaft: monatelange Haltbarkeit (als Trockenplasma fast unbeschränkt haltbar), Wegfall der Blutgruppenbestimmung und der Vorprobe, geringe Zahl der Nachreaktion. In seiner Wirkung in bezug auf die Kreislaufauffüllung steht das Plasma oder das Serum dem Vollblut nicht nach. Es ist zu erwarten, daß sich die Verwendung von Plasma zu Transfusionszwecken bald auch bei uns einbürgern wird. Die Technik ist die gleiche wie diejenige des konservierten Blutes.

3. Blutersatzlösungen.

Gegenüber der Bluttransfusion ist die *Übertragung von physiologischen Salz- oder Zuckerlösungen* wesentlich weniger wirksam, da diese sehr rasch, schon nach ein bis zwei Stunden, aus dem Organismus ausgeschieden werden. Auch die verschiedenen Blutersatzlösungen, wie Tutofusin, Holofusin usw., sind kaum besser. Trotzdem wird man gegebenenfalls beim Mangel von geeignetem Blut darauf zurückgreifen müssen, so z. B. beim schweren Schockzustand, wo es sich darum handelt, den leergelaufenen Kreislauf möglichst rasch aufzufüllen. Die Infusion dieser Lösungen erfolgt nach dem gleichen Verfahren wie beim konservierten Blut.

VII. Die Behandlung akzidenteller Wunden.

a) Die Wundausschneidung.

Jede Zufallswunde ist theoretisch als infiziert zu betrachten. Ob es klinisch zur manifesten Infektion kommt, ist von vielerlei Umständen abhängig.

Art der Wunde: Je glatter die Wundränder sind, desto geringer die Infektionsgefahr. Schnittwunden sind daher im allgemeinen gutartiger im Vergleich zu Verletzungen, bei denen infolge von Quetschung eine Gewebsnekrose, auch traumatische Degeneration genannt, entsteht. Von Bedeutung ist die verletzte Körpergegend. So heilen bekanntlich Kopf- und Gesichtswunden viel häufiger komplikationslos als Wunden an Händen und Füßen. Gerade letztere erfordern peinliche Genauigkeit bei der Versorgung.

Keimgehalt der Wunde: Je höher die Zahl der eingedrungenen Bakterien ist, um so größer die Infektionsgefahr. Aber nicht nur die Quantität der eingedrungenen Bakterien, sondern vor allem ihre Virulenz ist von bestimmendem Einfluß für den Verlauf. Gerade dieser Faktor ist zu Beginn schwer zu beurteilen. Anhaltspunkte kann die folgende *aufsteigende Gefährlichkeitsskala* nach *Henschen* vermitteln.

1. Verletzungen in chemischen und maschinellen Industrien. Bergwerkarbeiter (Ausnahme: Leichtmetallverletzungen).

2. Verletzungen des Handwerkers und der dem Handwerker nahestehenden Industrien.

3. Straßen- und Bodenstaubverletzungen.

4. Verletzungen der Gärtnerei- und der Landwirtschafts- und Kanalarbeiter.

5. Verletzungen des Arztes, Tierarztes, Krankenpflegepersonals und medizinischer Laboranten. Angezüchtete *hochvirulente Keime*, z. B. bei Bißwunden.

Alter der Wunde: Je länger die Infektionskeime mit der Wunde in Kontakt stehen, um so größer die Infektionsgefahr. *Jede akzidentelle Wunde ist daher ein chirurgischer Notfall.* Die lege artis vorzunehmende Wundbehandlung verspricht nur dann Erfolg, wenn sie *innerhalb der ersten sechs bis acht, höchstens zwölf Stunden* ausgeführt werden kann. Ältere Wunden werden nicht mehr exzidiert und schon gar nicht genäht, sondern offen behandelt.

Erste Hilfe: Das früher so beliebte Auswaschen der Wunde, sei es mit Wasser oder einer „reinigenden Lösung" wird heute glücklicherweise von Laien oder Samaritern nur selten mehr gehandhabt. Als bestes Verfahren hat sich der sterile provisorische Verband ohne Anwendung eines Desinfektionsmittels oder einer Salbe bewährt. Nur wenn steriles Verbandmaterial fehlt, darf dazu ein sauberes Taschentuch oder ähnliches verwendet werden. Nie darf die Wunde mit Fingern oder Gegenständen in Berührung kommen. Bei stärkerer Blutung wird man zuerst einen Kompressionsverband versuchen, der häufig schon zur provisorischen Stillung führt, gegebenenfalls unter Hochheben des Gliedes. Versagt dieses Vorgehen bei größeren arteriellen Blutungen, so wird das Glied handbreit über der Verletzung mit einem Gummischlauch, Binde, Gürtel oder Hosenträger abgeschnürt. Auch bei zweiknochigen Gliedern, Vorderarm oder Unterschenkel, ist die Blutleere voll wirksam. Der von Laien am häufigsten begangene Fehler besteht in zu wenig starkem Anziehen der Binde, wodurch eine Stauung mit entsprechend vermehrter Blutung hervorgerufen wird. Eine Blutleere soll nicht länger als zwei Stunden belassen werden, da sonst Gewebsnekrosen und Nervenlähmungen entstehen können. Zur Ersten Hilfe gehört ferner die Ruhigstellung des verletzten Gliedes, die am besten durch Fixation mit einer Kramer-Schiene geschehen kann. Neben dieser provisorischen Versorgung ist die wichtigste Aufgabe der Ersten Hilfe, möglichst ohne Verzug den Verletzten der endgültigen Wundbehandlung durch den Arzt zuzuführen.

Bei der *definitiven Wundbehandlung* bestehen vier allgemeine Grundsätze, die *Clairmont* wie folgt formuliert hat: Die Wundausschneidung, die örtliche Anwendung antiseptischer oder chemotherapeutischer Mittel, die unbedingte Ruhigstellung und die antitoxische und allgemein antiseptische Behandlung. Sie hat zum Ziel, möglichst günstige Verhältnisse für die Heilung der akzidentellen Wunde zu schaffen und ein möglichst gutes funktionelles wie kosmetisches Resultat zu erreichen. Die eminente Bedeutung der Wundbehandlung durch den praktischen Arzt zeigt sich, wenn wir die Häufigkeit der Zufallswunden, z. B.

am Suvalmaterial, betrachten; nach *Brögli* fanden sich 1930 bei 20000 Fällen in 49% offene Verletzungen, von denen 98% vom praktischen Arzte behandelt wurden.

Der *erste Grundsatz*, die Wundausschneidung, die sich auf die grundlegenden Untersuchungen von *Friedrich* stützt und nach ihm benannt ist, bezweckt, alles geschädigte, gequetschte und verunreinigte Gewebe zu entfernen, möglichst einfache glatte

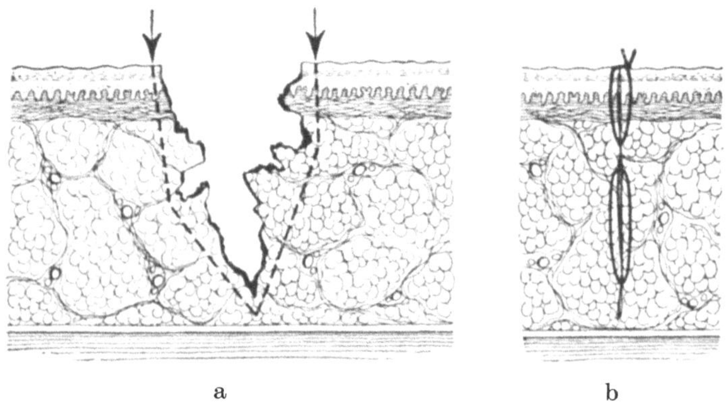

Abb. 13 a u. b. Versorgung einer Rißquetschwunde durch Ausschneidung und Naht. a Buchtige, verunreinigte Wunde. Punktierte Linie: Schnittführung zur Excision des gesamten gequetschten und geschädigten Gewebes. b Nach Schaffung glatter, sauberer Wundverhältnisse Naht des subkutanen Gewebes und der Haut.

Wundverhältnisse zu schaffen und wenn möglich die Heilungsdauer durch Hautnaht abzukürzen.

Die *Technik* ist einfach: Nach Entfernung der Kleider, trockenem Rasieren der Wundumgebung wird das Operationsfeld mit Merfen- oder Jodtinktur gereinigt, ohne daß die Wunde selbst mit dem Desinfektionsmittel in Berührung kommt. Nach Abdecken mit Schlitztuch wird von der nächsten Umgebung, nicht von der Wunde selbst aus, mit Lokalanästhesie die Schmerzbetäubung durchgeführt. Dabei wird von einer oder mehreren Hautquaddeln aus sowohl die Umgebung als auch die Tiefe der Wunde umspritzt. Mit dieser örtlichen Schmerzbetäubung wird der praktische Arzt wohl ausnahmslos auskommen. Nachdem genügend Zeit, fünf bis zehn Minuten, zugewartet wurde, wird der Hautrand wenige Millimeter von der Wunde entfernt excidiert und das verletzte Gewebe *bis auf den Grund der Wundtiefe* ausgeschnitten. Es entsteht so eine frische, abwehrkräftige glatte Wunde, die locker ohne Spannung mit Seiden- oder Zwirnknopfnähten genäht werden darf (Abb. 13a und b).

Soweit der Idealfall, wie er sich bei relativ oberflächlichen subkutanen Verletzungen findet. Schwierigkeiten ergeben sich, wenn wichtige Gewebe, wie Sehnen, Nerven, Gefäße, Knochen, bloßliegen und geschont werden müssen. Hier muß man sich mit einer sorgfältigen mechanischen Reinigung begnügen. Manchmal gelingt es durch Excision einer dünnen Schicht, groben Schmutz zu beseitigen. Fremdkörper, die, ohne neue Gewebsschädigung zu verursachen, leicht zugänglich sind, sollen prinzipiell entfernt werden. Dies gilt besonders für die noch später zu nennenden Tintenstiftverletzungen und Leichtmetallfremdkörper, die immer genauestens zu entfernen sind. Freiliegende Knochenhaut ist möglichst zu schonen. Nur Knochensplitter, die, völlig losgelöst, periostfrei in der Wunde liegen, sollen entfernt werden. Alles übrige Knochengewebe darf nur oberflächlich mit der Luerschen Hohlmeißelzange geglättet und gesäubert werden. Muskelgewebe soll, soweit sich Buchten und Taschen finden, am besten mit der gekrümmten Schere (*Stille*) ausgeschnitten werden.

Die Blutstillung kleinerer Gefäße erfolgt durch Anlegen einer Arterienklemme ohne Unterbindung. Mit der Versenkung von Nahtmaterial, auch Catgut, soll man möglichst sparsam sein. Nur größere spritzende Gefäße, die nach Abnahme der Klemme weiter bluten, sollen ligiert werden. Die elektrochirurgische Blutstillung sowie die Versorgung großer Arterien durch Gefäßnaht sind nicht Sache des praktischen Arztes, sondern gehören in die Hand des Facharztes. Gelingt die Blutstillung auch nach vorübergehender Kompression des Wundgebietes nicht sicher, so tut man gut, einen Drain für 24 bis 48 Stunden einzulegen. Auch eine vorübergehende Tamponade mit Vioform- oder Stryphnongaze kann vorgenommen werden. Letztere darf wegen der Nekrosegefahr nicht länger als zwölf bis höchstens 24 Stunden liegenbleiben. Man muß sich zudem immer bewußt sein, daß ein Gazestreifen den Sekretabfluß behindert, d. h. keine Drainage darstellt.

Da jedes *Hämatom* eine besondere Neigung zur Vereiterung zeigt, sind Maßnahmen zu ergreifen, um dieser Gefahr zu steuern.

Im frischen Stadium nützt die Entleerung nichts, da sich der Bluterguß innert kurzer Zeit wieder bildet. Ganz allgemein wird man daher anfänglich mit konservativen Maßnahmen — Ruhigstellung, Kompressionsverband, Injektion von Calcium, Koagulen, Synkavit (z. B. bei Hämophilen und bei Ikterus) — versuchen, die Blutung zum Stillstand zu bringen. Dies wird meist nach zwei bis drei Tagen erreicht sein. Kleinere Hämatome resorbieren sich von selbst und benötigen meist keine besonderen Eingriffe. Größere hingegen, die keine Neigung zur Rückbildung zeigen, wird man oft durch Punktion entleeren müssen. Diese hat unter allen Kautelen der Asepsis zu erfolgen, denn wir müssen uns klar sein, daß wir durch die Punktion das Hämatom und seine geschädigte Gewebswandung mit der Außenwelt in Verbindung bringen (s. auch Kapitel Punktionen). Das frische Hämatom ist flüssig und kann daher mit einer entsprechend dicken Nadel entleert werden. Wann eine Punktion vorgenommen werden soll, kann nicht allgemeingültig festgelegt werden. Falls keine Druck- oder Verdrängungserscheinungen bestehen, empfiehlt es sich, ungefähr acht bis zehn Tage zuzuwarten.

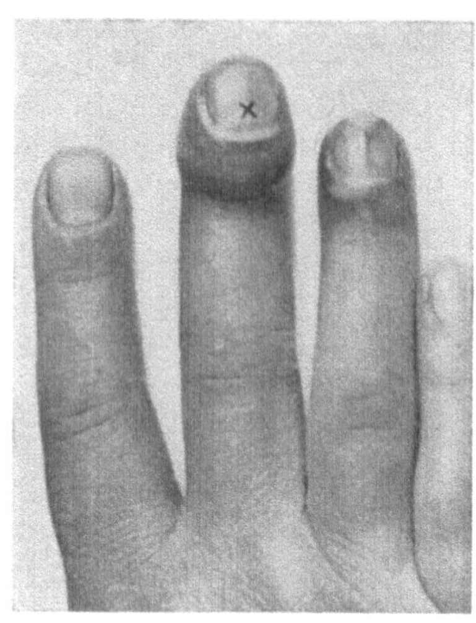

Abb. 14. Subunguales Hämatom. Der Nagel ist von der Unterlage abgehoben. × Trepanationsstelle.

Besonderer Erwähnung bedarf das *subunguale Hämatom* (Abb. 14). Wir finden als Folge einer stumpfen Verletzung eine blauschwarze Verfärbung des Nagels, der von seiner Unterlage abgehoben ist und auf dem Hämatom „schwimmt“. Der Zustand ist recht schmerzhaft, zudem besteht die Gefahr der Infektion mit oft recht langwierigen Folgen. Das Hämatom muß daher entleert werden. Zu diesem Zweck wird der Nagel in Leitungsanästhesie nach *Oberst trepaniert.* Dies kann entweder mit einem Messer geschehen oder man verwendet dazu einen kleinen speziellen Bohrer. Ist das Hämatom abgeflossen, gibt man einen kleinen Heftpflasterverband darüber.

Nicht selten treten nach *Zahnextraktionen starke Blutungen* auf. Es handelt sich dabei meist um Sickerblutungen aus der Alveole bei Leuten mit einer hämophilen Komponente. Die Stillung kann je nach dem Grad der Hämophilie erhebliche Schwierigkeiten bereiten. Zuerst wird man unter genügender Beleuchtung das Koagulum aus der Alveole entfernen und die Höhle mit einem Vioform- oder Stryphnongazestreifen straff tamponieren. Durch Aufeinanderbeißen der Zähne kann der Kranke selbst für eine Kompression sorgen. Genügt dies nicht, so wird man die Schleimhaut mit einer Knopfnaht über dem Tampon, der mit einer Adrenalin- oder Thrombinlösung getränkt ist, zusammenziehen. Der Streifen wird nach zwei bis drei Tagen entfernt werden können.

Auch *starkes Nasenbluten* wird mitunter den praktischen Arzt beschäftigen. Führen die gewöhnlichen Mittel, wie Aufsetzen mit rekliniertem Kopf und Andrücken des Nasenflügels an das Septum, nicht zum Ziel, so wird die Blutung auf Tamponade zum Stillstand kommen. Nach Einstellen eines Nasenspeculums wird unter genügender Beleuchtung mit einer feinen Kornzange die vordere Nasenhöhle von der Tiefe aus mit einem Vioform- oder Stryphnongazestreifen ziemlich straff tamponiert. Man überzeugt sich, bevor man den Patienten entläßt, daß kein Blut an der hinteren Pharynxwand herunterrinnt. Die Tamponade wird nach 24 Stunden entfernt.

Über die Naht verletzter Sehnen und Nerven wird weiter unten berichtet. Eröffnete Schleimbeutel sind in toto zu exstirpieren. Sehr sorgfältig ist gegebenenfalls nach einer Gelenkeröffnung zu fahnden, denn von dieser Erkenntnis ist oft das Leben des Verletzten abhängig. Wenn möglich, soll die Gelenkkapsel ausgeschnitten und die Kapselnaht angestrebt werden. Ist der Defekt zu groß, so wird auf die Kapselnaht verzichtet, ohne daß dadurch ein großer Schaden entsteht.

Schwierig ist die Frage, ob bei tiefen Wunden, die nicht total ausgeschnitten werden können, die Wundnaht ausgeführt werden darf. Erfahrung und richtiges biologisches Verständnis der Wundverhältnisse werden die Wahl frei von jedem Schema treffen lassen. Hier liegt der schwierigste, verantwortungsvollste Punkt der Wundbehandlung, der zu ungezählten Diskussionen Anlaß gegeben hat. Traut man der Asepsis nicht, so soll zum mindesten ein Gummidrain für 24 bis 48 Stunden eingelegt werden, bevor die lockere, spannungsfreie Hautnaht ausgeführt wird. Die Drainage mit einem Gazestreifen ist sinnlos, denn sie führt eher zur Sekretretention, statt zum freien Abfluß. Der häufigste

Fehler, den man macht, besteht darin, daß zu wenig drainiert und zu dicht genäht wird.

Welche Wunden sollen ausgeschnitten werden? Die Antwort lautet: möglichst alle. Als Ausnahme können *glatte Schnittwunden*, verursacht durch scharfe Instrumente, gelten, sofern sie ganz frisch und oberflächlich sind. Auch bei unkomplizierten Gesichts- und Kopfrißquetschwunden kann man unter Umständen auf die Excision verzichten und allein die Hautnaht ausführen. Vom praktischen Arzt wird vielfach die Vereinigung der Haut durch Michelklammern bevorzugt. Dies mag bei Kopfwunden gestattet sein, an den Gliedmaßen hingegen ist die Naht unbedingt vorzuziehen, da sie günstigere Heilbedingungen ohne Gewebsquetschung schafft.

Kurz sei auf eine weitere Wunde hingewiesen. Die *Stichwunden* sind als besonders gefährlich anzusehen, da sie besonders zu Infektionen neigen, und da man nie weiß, wie tief sie reichen, und ob benachbarte Körperhöhlen eröffnet sind. Blutenlassen und oberflächliches Desinfizieren geben nicht genügend Sicherheit für eine glatte Heilung. Man darf daher auch bei der Stichverletzung trotz ihrem harmlosen äußeren Aussehen auf die Ausschneidung des ganzen Stichkanals nicht verzichten. Oft findet sich überraschenderweise eine wichtige Verletzung, z. B. eines größeren Gefäßes, einer Gelenkhöhle oder ein in der Tiefe verborgener Fremdkörper, wie Holzsplitter, Kleiderfetzen usw. Noch gefährlicher sind *Bißwunden*, gleich ob sie vom Tier oder Menschen stammen. Unter einer äußerlich harmlosen Hautverletzung findet sich eine große Wundhöhle mit schwerer Gewebszertrümmerung, ein Dorado für die eingeschleppte mannigfaltige aerobe und anaerobe Bakterienflora der Mundhöhle. Diese Bißwunden gehören in die fünfte Kolonne der oben gezeigten Gefährlichkeitsskala. Möglichst rasche, radikale Wundexcision, wenn möglich mit dem elektrischen Messer, und offene Behandlung *ohne Naht* verkleinern die Infektionsgefahr, schließen sie aber keinesfalls aus. Häßliche, entstellende Narben können allenfalls später korrigiert werden.

Nicht in die Hand des praktischen Arztes gehören Wunden mit ausgedehntem Décollement, größere Hautdefekte, offene Frakturen der Füße, alle Pfählungsverletzungen, offene Thoraxverletzungen, Bauchstichwunden und schließlich alle offenen

Knochenbrüche mit großer Weichteilverletzung und ausgedehnter Knochenzertrümmerung. Sie sollen in eine chirurgische Station eingeliefert werden.

Wir kommen zur Besprechung der *zweiten Gruppe: Anwendung antiseptischer oder chemotherapeutischer Mittel.* Während man noch vor einigen Jahren den Standpunkt vertrat, die ausgeschnittene Wunde mit Jodtinktur oder Perubalsam zu „desinfizieren", ist man allgemein in letzter Zeit zur Auffassung gelangt, daß diese antiseptischen Mittel im Wundgewebe keineswegs harmlos sind. Denn die Resistenz der Zelle gegen die Infektionskeime wird zwangsläufig geschädigt durch die „Reinigungsmittel", gleich welcher Art sie sind. Dies gilt besonders auch für die Jodtinktur. *Es ist daher entschieden vorzuziehen, nach der exakten Wundausschneidung die Hautnaht ohne vorheriges Einträufeln eines antiseptischen Mittels vorzunehmen.*

Und wie verhält es sich mit den *Sulfonamidpräparaten?* Können wir damit die Infektionsgefahr einer akzidentellen Wund maßgebende herabsetzen? Die anfänglichen großen Hoffnungen sind bei zunehmender Erfahrung und kritischer Beurteilung enttäuscht worden. Die Bearbeitung der Züricher Materials durch *W. Brunner* hat einwandfrei gezeigt, daß keinem der verschiedenen Sulfonamide, wie Cibazol, Irgamid, Irgafen oder Marfanil-Prontalbin, eine statistisch gesicherte prophylaktische Wirkung bei örtlicher Anwendung zugesprochen werden kann. Auch das Diazil dürfte kaum anders beurteilt werden. Auf Grund dieser Erfahrungen läßt sich heute sagen, daß die einmalige Einstreuung eines Sulfonamidpulvers bei der Versorgung einer Gelegenheits-

Tab. 1. Per secundam-Heilung akzidenteller Wunden in Prozenten.

	Cibazol	Irgafen	Irgamid	Marfanil-Prontalbin	ohne Sulfonamid
A	11,2	10,4	15,7	13,2	12,5
B	21,4	14,2	41,6	18,1	23
C	22,8	33,3	30	33,3	25
D	21,7	24	25	18	23,5

A = Alle Weichteilwunden der Extremitäten.
B = Sehnenverletzungen mit Sehnennaht.
C = Gelenkverletzungen (kleine und große Gelenke).
D = Komplizierte Frakturen (kleine und große Knochen).

wunde die Infektionsgefahr in keiner Weise herabsetzen kann. Ungeklärt bleibt die Frage, ob die p. p. Heilung nicht durch die lokale „Chemotherapie“ gar gestört wird. Für das Irgafen ist dies wahrscheinlich. Tab. 1 (von *W. Brunner*) möge diese Auffassung belegen.

Wir ersehen daraus, daß der wichtigste Akt bei der Behandlung der Zufallswunde auch heute noch die gut durchgeführte Wundversorgung — Excision und Naht — darstellt. Die Lokalbehandlung mit einem Sulfonamidpräparat ändert daran gar nichts. Die Sulfonamidsuggestion darf nicht dazu verführen, die Wundversorgung weniger gründlich als bisher auszuführen. Anders verhält es sich mit dem Penicillin. Hier kann von einer prophylaktischen Verabreichung um so eher ein Erfolg erwartet werden, da ja die überwiegende Mehrzahl der Wundinfektionen durch Staphylokokken verursacht wird. Das Penicillin wird man daher nach erfolgter Wundausschneidung entweder in Form von Spülungen oder Umspritzungen überall da verabfolgen, wo es gilt, eine infektionsgefährdete Wunde zur komplikationslosen Heilung zu bringen. Dabei werden je nach Ausdehnung und Infektionsgefahr 10000 bis 50000 E verwendet.

Der dritte Grundsatz, die absolute Ruhigstellung, hingegen ist von größter Wichtigkeit und erfordert mehr denn je besondere Aufmerksamkeit. Denn die Ruhigstellung ist vielfach ein genau so bedeutender Akt wie die Wundversorgung. Sie wird leider vom praktischen Arzt noch immer nicht strikte gehandhabt. Jede Zufallswunde soll nach der chirurgischen Behandlung fixiert werden. In vielen Fällen genügt dazu eine Kramerschiene. Bei Verletzungen an den Beinen gehört der Patient ins Bett! Zuverlässiger als die Kramerschiene ist die Gipsschiene, die bei allen Brüchen und Gelenkverletzungen unbedingt nötig ist. Die Wunde selbst soll man möglichst in Ruhe lassen. Es ist nicht nur überflüssig, sondern schädlich, die Heilung durch wiederholten Verbandwechsel „kontrollieren“ zu wollen. Wenn nach Abklingen des Wundschmerzes in den ersten 24 Stunden in den folgenden Tagen keine neuen Schmerzen auftreten und die Temperatur nicht erhöht ist, so soll ein Verbandwechsel unterbleiben. Auch dagegen wird vielfach verstoßen.

Der *vierte Grundsatz* schließlich berührt die Frage der antitoxischen und allgemein antiseptischen Behandlung. Hierher gehört in erster Linie die *Tetanusprophylaxe*. Wenn auch die lege artis durchgeführte operative Wundbehandlung sicherlich den besten Schutz gegen den Wundstarrkrampf darstellt, müssen wir uns immer klar sein, daß damit eine Infektionsgefahr nicht aus der Welt geschafft ist. Wir sind daher grundsätzlich der Auffassung, die prophylaktische Tetanusantitoxininjektion von 3000 E. bei allen gefährlichen Wunden auszuführen. Als solche sind anzusehen: Verletzungen auf der Straße, im Garten oder Stall, auf erdigem Boden, durch Holzsplitter usw., vor allem wenn Hände und Füße betroffen sind. Auch damit können wir den Ausbruch eines Wundstarrkrampfes nicht mit absoluter Sicherheit verhüten, wohl aber den Verlauf milder gestalten. Dies hängt damit zusammen, daß die Dauer der Schutzwirkung nur zehn bis vierzehn Tage beträgt. Bei besonders infektionsgefährdeten Fällen mit großen Trümmerwunden und starker Verunreinigung soll daher nach einer Woche die Schutzdosis wiederholt werden. Die Gefahr eines anaphylaktischen Schockes besteht dann noch nicht, er ist erst nach dem zehnten Tage zu erwarten. Bei schon früher stattgefundener Serumtherapie (Diphtherie) schützt man sich durch Wechsel des Serums (Rinderserum) oder durch Desensibilisierung mit 0,5 bis 1,0 ccm alle zwei bis drei Stunden. Die lästige, aber ungefährliche Serumkrankheit (10%, *Schaer*) soll die rechtzeitige Prophylaxe nicht verhindern.

Seit dem Krieg hat die *aktive Schutzimpfung mit Anatoxin* nicht nur in der Schweiz, sondern vor allem in den alliierten Armeen eine gewaltige Verbreitung gefunden.

Wie soll man sich verhalten bei einem aktiv immunisierten Patienten? Soweit heute bekannt ist, beträgt der wirksame Schutz nach der Anatoxinimpfung zwei Jahre. Während dieser Zeit ist daher der Verletzte vor einer Tetanusinfektion gefeit. Liegt die Schutzimpfung länger zurück, so ist neben der „injection de rappel" vorsichtshalber noch eine Antitoxininjektion zu verabreichen. Dies deswegen, weil es immer einige Zeit (eine bis zwei Wochen) dauert, bis im Körper die wirksamen Antikörper gebildet werden. Das schutzlose Intervall wird durch das Serum überbrückt. Im Gegensatz zur Serumbehandlung kann die injection de rappel jederzeit wiederholt werden, ohne daß Zwischenfälle zu befürchten sind, da keine Eiweißstoffe darin enthalten sind.

Die prophylaktische Anwendung des Gasbrandserums kommt für den praktischen Arzt nicht in Betracht, da seine Wirkung noch immer umstritten ist. Gefährdete Kranke gehören von Anfang an in klinische Behandlung.

Die *innerliche Verabreichung von Sulfonamiden* hat die Hoffnungen auf eine Therapia magna sterilisans ebensowenig erfüllt wie die örtliche. Wieder sei *W. Brunner* angeführt, dessen Zusammenstellung zeigt, daß auch bei schweren Verletzungen die innerliche Cibazol-Prophylaxe versagt hat. Auch hier in erster Linie deswegen, weil die Staphylokokken durch die Sulfonamide höchstens unwesentlich beeinflußt werden.

Ganz anders wirkt zweifellos das *Penicillin*. Seine prophylaktische Wirkung steht außer Zweifel. Da jedoch die wässerige Lösung in zwei- bis dreistündlichem Intervall gespritzt werden muß, kommt für den praktischen Arzt in erster Linie die Injektion einer Depotmischung in Frage. Es stehen heute bereits mehrere solche Präparate zur Verfügung, die teils als fertige Emulsionen zu haben sind, teils vor Gebrauch erst durch Mischung der Öl- und Penicillinlösung hergestellt werden können. Durch die Öl- und Wachszugabe (*Romansky*) wird die Resorption des Penicillins deutlich verlangsamt. Eine Injektion von 300.000 E. in 24 Stunden genügt, um den nötigen Penicillinspiegel von 0,03 E. pro Kubikzentimeter Blutserum zu gewährleisten. Neuestens wird das *Intracillin*, eine Mischung von Kaliumpenicillin G (300.000 E.), Adrenalin (0,3 mg) und Sesamöl (1 ccm) empfohlen. Damit läßt sich ein wirksamer Blutliter für 15—20 Stunden erreichen. Dieses Depot-Penicillin ist die Therapie der Zukunft für den praktischen Arzt. Ob auch die orale Verabreichung für die Wundprophylaxe in Frage kommt, wird erst die Erfahrung zeigen müssen. Heute läßt sich darüber noch nicht urteilen.

Ältere oder bereits infizierte Wunden sind in erster Linie ruhigzustellen. Das ganze bekannte Rüstzeug mit den verschiedenen feuchten Verbänden (Pantosept besser als essigsaure Tonerde), den verschiedenen Salben oder Wundpudern, die entsprechend der Modeströmung ständig wechseln, steht zur Verfügung. Persönliche Auffassung und suggestive Fabrikreklame sind für die Wahl ausschlaggebend. Es bleibt auch hier abzuwarten, ob das Penicillin-Sulfonamid-Streupulver anderen Mitteln überlegen ist. Da es während Tagen jeweils eingestreut werden kann, ist eine günstige Wirkung viel eher zu erwarten als bei einmaliger Verabreichung bei der operativen Wundversorgung.

b) Kleine Amputationen (Finger, Zehen).

Die Absetzung von Fingern ist ein wichtiger verantwortungsvoller Akt, der bei der Häufigkeit der Verletzungen in Industrie und Handwerk für den praktischen Arzt von großer Bedeutung ist. Sie erfordert neben der notwendigen Zeit technisches Können und Erfahrung. Nur wer darüber verfügt und weiß, was er sich zumuten darf, soll sich damit befassen. Die richtige sachgemäße Durchführung dieser Operation ist vielfach ausschlaggebend für den späteren Gebrauch der Hand und dabei auch wirtschaftlich ein kaum zu unterschätzender Faktor.

Die primäre *Indikation* zur Amputation ist von verschiedenen Gesichtspunkten abhängig: Beim Daumen wird man versuchen, möglichst viel zu erhalten und eventuelle Komplikationen, wie Versteifungen und mittelmäßige Narbenverhältnisse, in Kauf nehmen.

Anders verhält es sich bei den Langfingern. Hier kommt es nicht so sehr auf die Länge der erhaltenen Fingerglieder an, als auf eine gut gepolsterte Lappenbildung. Man wird sich daher leichter zu einer Kürzung entschließen aus der Erfahrung heraus, daß ein schmerzloser, gepolsterter, kurzer Stumpf weit weniger stört als ein langer, schmerzhafter. Dies gilt besonders für die Arbeitshand. Kosmetische Rücksichten erweisen sich meist später als fehlerhaft und dürften daher nur bei besonderen Verhältnissen in Betracht gezogen werden. Das „*coupez court*“ der Franzosen ist ein zu beherzigendes Schlagwort, das für die dreigliedrigen Finger volle Geltung hat. Bei Verletzungen des Endgliedes ist darauf zu achten, daß Reste des Fingernagels mitsamt seiner Wurzel sorgfältig entfernt werden. Denn ein deformierter Nagel ist hinderlich und störend.

In den Fällen, bei denen einzelne Fingerteile bereits vollständig abgetrennt sind, wird man den Stumpf so weit kürzen, daß ein *guter, volarer Lappen* gebildet werden kann. Ein Versuch, das abgeschnittene Glied wieder zum Anheilen zu bringen, ist völlig zwecklos. Eine absolute Anzeige zur Kürzung ist gegeben, wenn die Fingerkuppe ungenügend durchblutet ist. Wir erkennen dies unter Umständen daran, daß der Druck auf die Fingerkuppe eine weißliche Delle hinterläßt. Wenn die Phalanx weitgehend zertrümmert ist und die Sehnen durchtrennt sind, wird der Finger steif bleiben und daher mehr stören als nützen. Dies gilt besonders, wenn der Bruch in ein Gelenk hineinreicht. Finden sich größere

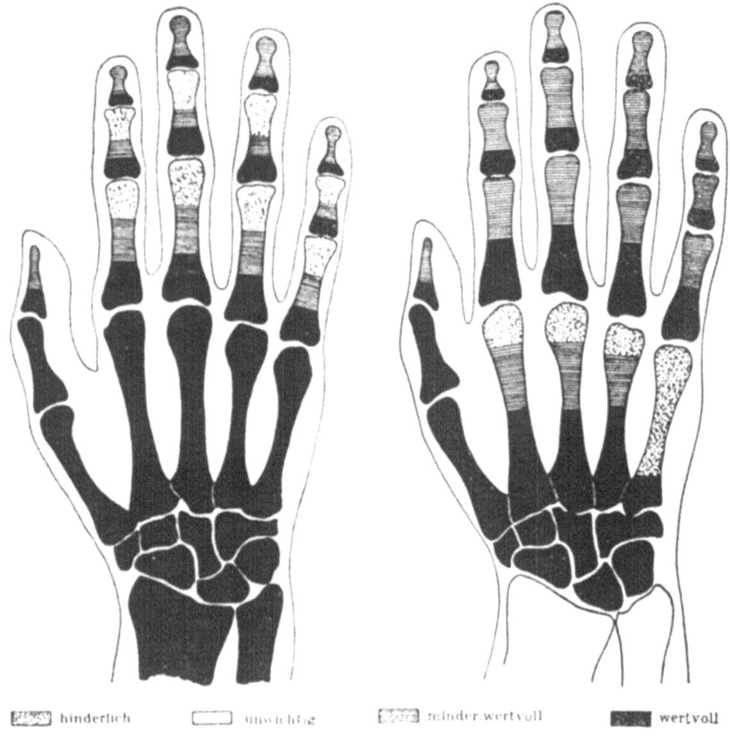

a b

Abb. 15 a u. b. Schema der Fingerabsetzungen nach *zur Verth*: a Handarbeiter, b Kopfarbeiter.

Hautdefekte, die sich nicht schließen lassen, so ist die Absetzung ebenfalls angezeigt.

Die Behandlung solcher Hautdefekte mit dem Unguentolan-Gipsverband nach *Löhr* ergibt meist schlechte Narbenverhältnisse und ist daher in letzter Zeit aus der Mode gekommen. Am Daumen mag sie noch einige Berechtigung haben, obwohl hier eine plastische Deckung (Bauchhaut, Thiersch oder Reverdin) vorzuziehen ist. Diese Fälle gehören daher in eine chirurgische Station.

Die sekundäre Indikation ist überall dort gegeben, wo Versteifungen oder ungünstige Narbenverhältnisse bestehen, die den Gebrauch der Hand stören. Maßgebend ist dabei der Beruf des Geschädigten. So wird unter Umständen eine Versteifung in Streckstellung bei Industriearbeitern eine Absetzung erfordern, die hingegen bei Kopfarbeitern weniger in Betracht kommt. Auch die Unfallversicherung wird unter Umständen eine Amputation fordern, wenn nämlich die Invalidität voraussichtlich nach der Kürzung kleiner sein wird als mit dem gebrauchsunfähigen schmerzhaften Finger. Rechtlich ist ein solcher Eingriff dem Patienten „zumutbar", was soviel heißen will, daß im Falle einer Weigerung, die Operation durchführen zu lassen, diejenige Rente verabfolgt werden kann, die nach der Korrektur resultieren würde.

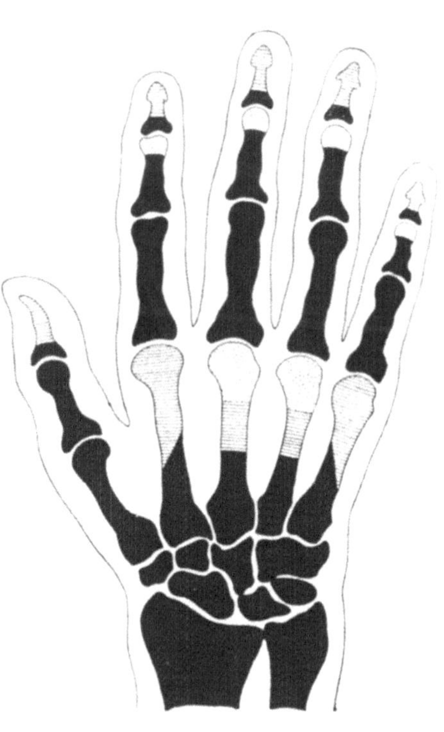

Abb. 16. *Vereinfachtes Amputationsschema für Hand- und Kopfarbeiter*: Hinderlich ist nur der distale Teil des Mittelgliedes der Langfinger. Gute Stumpfdeckung vorausgesetzt, ist die Exartikulation nicht schlechter als die Amputation. Auch beim Handarbeiter ist vielfach die Resektion der Metacarpalköpfchen 3 und 4 vorteilhaft. Die Amputation des 2. und 5. Mittelhandknochens ist schräg durchzuführen.

Für den *Ort der Wahl*, an welchem der Finger abgesetzt werden soll, sind verschiedene Richtlinien aufgestellt worden. Am bekanntesten ist das Schema von *zur Verth* (Abb. 15). Dabei wird ein prinzipieller Unterschied zwischen Hand- und Kopfarbeitern gemacht, der vor allem in der Frage gipfelt, ob die Mittelhandköpfchen im Falle einer Grundgelenkexartikulation mit reseziert werden sollen oder nicht. Die Entfernung der Metacarpalköpfchen, die Adelmannsche Operation, wird im allgemeinen für die Arbeitshand als fehlerhaft angesehen, da das Quergefüge und die Greifkraft in Mitleidenschaft gezogen werden. Eine solche kategorische Ablehnung der Adelmannschen Operation läßt sich nach den Untersuchungen von *Jecker* und *Höchli*, letzterer an einem großen Suvalmaterial, nicht rechtfertigen. Denn abgesehen von einem eindeutigen kosmetischen Vorteil ist die Behebung der Lücke zwischen den Fingern praktisch von Bedeutung, da kleine Gegenstände, wie Schrauben und Nägel, leicht aus der Hohlhand herausfallen können. Diese Angabe hört man häufig von Mechanikern und Zimmerleuten nach Exartikulation des Mittel- und Ringfingers im Grundgelenk. Daraus ergibt sich die Berechtigung, besonders bei diesen beiden Fingern, je nach dem Berufe auch an einer Arbeitshand die Adelmannsche Operation auszuführen.

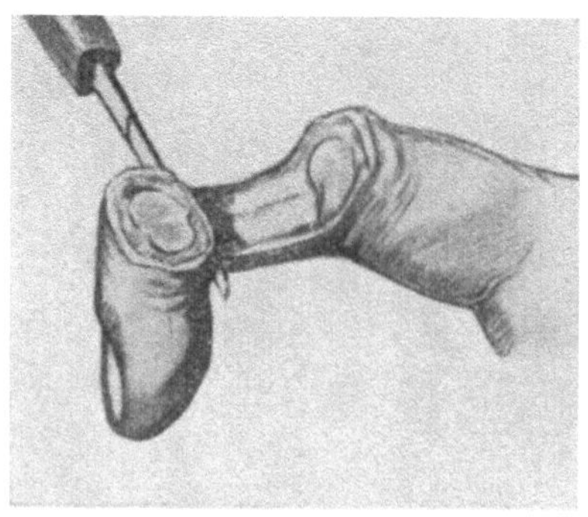

Abb. 17. Exartikulation eines Fingers im Mittelgelenk: Dorsaler Zirkelschnitt und volarer Lappenschnitt, der nur ein Drittel des Fingerumfanges einnimmt (aus *Sauerbruch-Schmieden*, Chirurgische Operationslehre).

Eine weitere Frage, ob die Amputation eines Fingergliedes einer Exartikulation vorzuziehen sei, ist in der Literatur eingehend diskutiert worden. Nach dem Schema von *zur Verth* wie auch von *Krömer* soll die Amputation bessere Resultate ergeben als die Exartikulation. Auch hier haben die Erfahrungen der Suval, die *Höchli* mitgeteilt hat, Klarheit geschaffen. Ganz allgemein sind ja solche Untersuchungen eines großen Versicherungsmaterials objektiver und wertvoller als

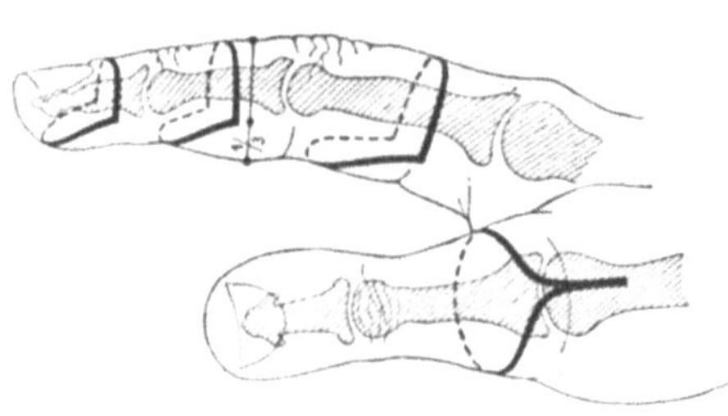

Abb. 18. Schnittführung zur Fingerabsetzung: Der dorsale Zirkelschnitt soll $^2/_3$, der volare Lappenschnitt $^1/_3$ der Zirkumferenz einnehmen. Am Daumen ist der Ovalär- oder Racketschnitt skizziert, wie er zur Exartikulation im Grundgelenk angelegt wird.

Beobachtungen einzelner Kliniken, da neben dem klinischen Resultat auch die erwerblichen Folgen in Form der Invalidität erfaßt werden. In diesem Sinne können wir die *Richtlinien für die Fingerabsetzung* wie folgt auf einfache Art zusammenfassen (s. Abb. 16):

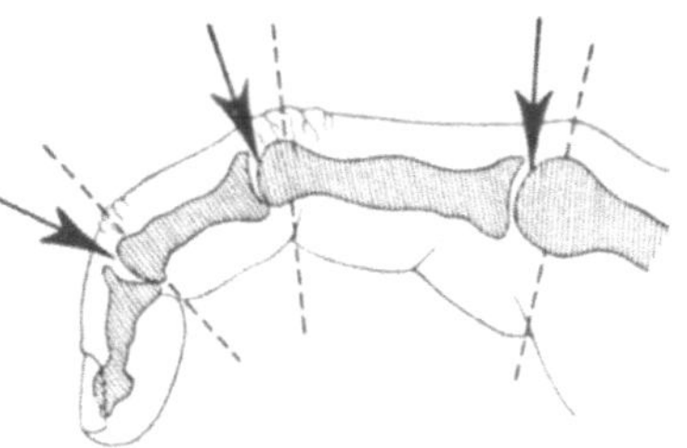

Abb. 19. *Schema zur Eröffnung der Fingergelenke.* Punktierte Linie: Äußerlicher Gelenkwinkel. Pfeil: 5 mm distal davon entfernt führt die Incision zur Gelenkeröffnung.

Vorausgesetzt, daß eine gute Lappenbildung möglich ist und die Gelenkbeweglichkeit gewährleistet wird, soll ein möglichst langer Stumpf angestrebt werden. Dabei ist es grundsätzlich nebensächlich, ob amputiert oder exartikuliert wird. Beide Absetzungen ergeben gute Resultate mit einer Ausnahme: statt der Exartikulation der *End*gelenke der Langfinger ist die Amputation im distalen Drittel des Mittelgliedes auszuführen. Bei der Exartikulation soll, falls keine Infektionsgefahr besteht, der

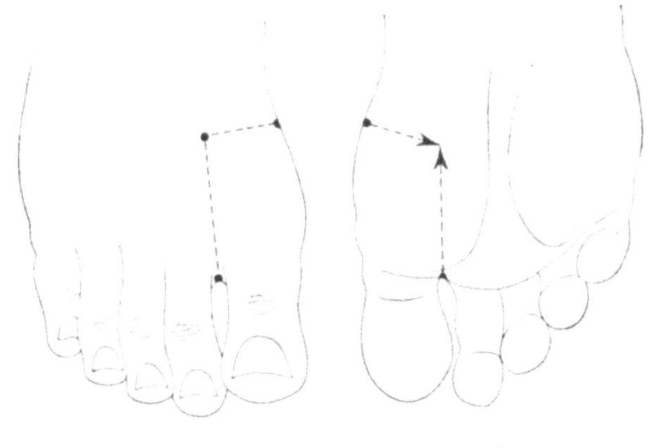

Abb. 20 a und b. Anästhesie zur Exartikulation im Großzehengrundgelenk. Einstichpunkte am Dorsum, Richtung der Infiltration.

Gelenkknorpel entfernt werden. Die Resektion der Mittelhandköpfchen ist auch bei der Arbeitshand nicht prinzipiell abzulehnen, sondern ist nach individuellen Gesichtspunkten gerechtfertigt.

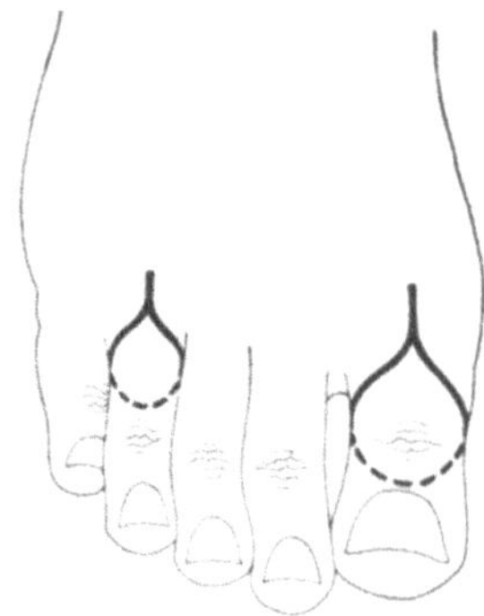

Abb. 21. Racketschnitt zur Zehenexartikulation im Grundgelenk.

Die *Technik* der Absetzung ist folgende (Abb. 17): In Leitungsanästhesie an der Basis der Grundphalanx oder an den Mittelhandknochen (siehe Kapitel Schmerzbetäubung) wird der Hautschnitt zuerst als dorsaler Zirkelschnitt, dann als volarer Lappenschnitt angelegt. Vor allem ist darauf zu achten, daß keine seitlichen Hautbürzel entstehen, die sich bilden, wenn die Basis des Lappens zu breit ist. Dieser soll nach *Krömer* nur ein Drittel des Fingerumfangs einnehmen, der Zirkelschnitt hingegen zwei Drittel. Aus der Abb. 18 geht die Schnittführung für die einzelnen Fingerglieder hervor.

Für die Exartikulation des Grundgelenkes eignet sich der Ovalär- oder Racketschnitt, wie er am Daumen skizziert ist. Dann wird das entsprechende Gelenk vom Dorsum aus

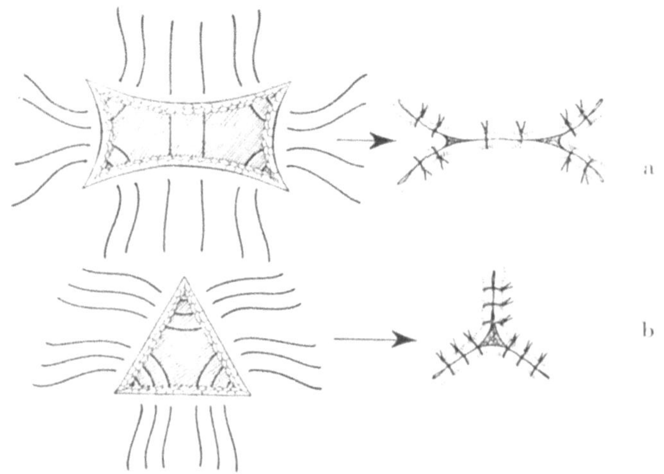

Abb. 22 a u. b. Deckung von Hautdefekten: a und b. Nach Mobilisierung der Wundränder läßt sich die Lücke durch Ecknähte verkleinern und schließen.

eröffnet. Man findet diesen Gelenkspalt unschwer, wenn man beim rechtwinklig gebeugten Finger zirka 5 mm distal vom äußeren Gelenkwinkel eingeht (Abb. 19).

Es folgt nun, wenn nötig, die Kürzung der Phalanx mit der Luerschen Zange. Spritzende Gefäße werden gefaßt und ligiert. Sie verlaufen seitlich volar. Die Nerven sollen womöglich etwas

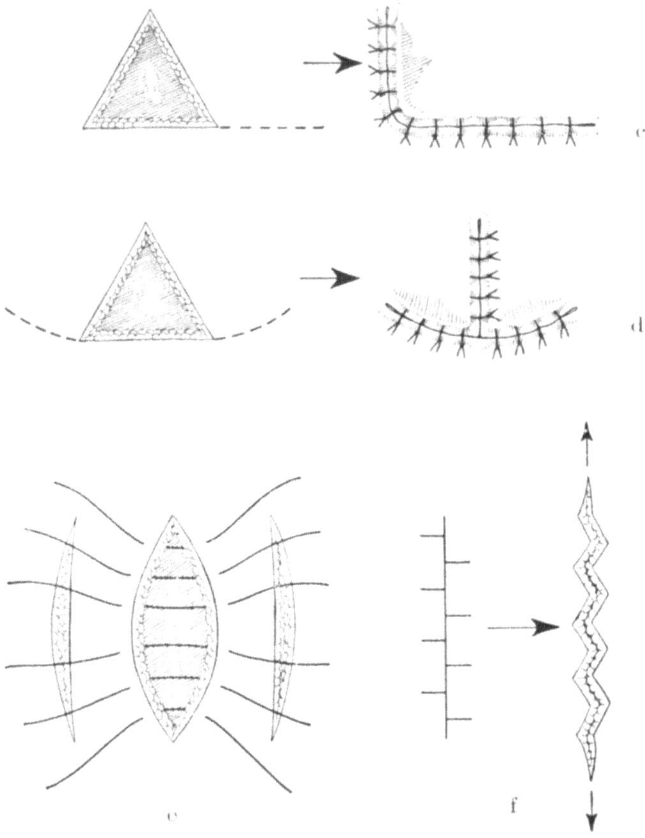

Abb. 22 c bis f. Deckung von Hautdefekten: c und d Verschluß durch einseitige oder doppelseitige Hilfsschnitte und Verschiebung. e Entspannungsschnitte zu beiden Seiten des Defektes. f Längsschnitt mit alternierenden Querschnitten zur Hautverlängerung nach *Morestin*.

vorgezogen und dann abgeschnitten werden, um lästigen Neurombildungen am Stumpfende vorzubeugen. Auf eine Vereinigung der Beuge- und Strecksehne, sogenannte Antagonistennaht, verzichten wir. Der so gebildete, gut gepolsterte Lappen soll ohne Spannung sein, er wird mit einigen Zwirnnähten befestigt. Bei

Gefahr einer Infektion gibt man einige Tage eine Fingerschiene. Zur Bekämpfung des oft heftigen Nachschmerzes werden dem Patienten einige Tabletten eines Analgetikums mit nach Hause gegeben. Die Nähte werden frühestens am siebenten bis achten Tage entfernt.

Die Absetzungen im Bereiche der Zehen sind naturgemäß unvergleichlich weniger wichtig als die der Finger. Auch hier ist, aus statischen Gründen, die Großzehe wertvoller als die anderen, die funktionell keine Rolle spielen. Die Technik ist die gleiche wie an den Fingern: man wird ebenfalls darnach trachten, eine dorsale Narbe zu erhalten. Bei den kleinen Zehen wird es sich ausschließlich um Exartikulationen in den Grundgelenken handeln (Racketschnitt) (Abb. 20 und 21). Die Resektion der Metatarsalköpfchen kommt natürlich nicht in Frage. Nähere Einzelheiten bezüglich Technik dürften sich erübrigen.

c) Plastische Deckung bei Hautdefekten.

Für den praktischen Arzt kommen nur kleinere Eingriffe in Frage. Da aber zur Deckung von Hautlücken oft kleine Kunstgriffe nötig sind, sollen diese nicht übergangen werden.

Aus den Zeichnungen läßt sich erkennen, wie gegebenenfalls bei Hautdefekten eine spannungsarme Naht möglich ist. Durch Hautverschiebung entstandene Defekte läßt man am besten durch Granulation heilen. Die Plastik von *Morestin* (Abb. 22f) eignet sich gelegentlich für schrumpfende Fingernarben, die eine Kontraktur zur Folge haben.

Da die *freie Hautüberpflanzung*, wenn auch ausnahmsweise, in der Praxis zur Anwendung kommen mag, wird die einfache Technik kurz angeführt. Vorbedingung für eine Anheilung ist eine saubere, nicht blutende Wundfläche. Zwei Methoden, die beide Gutes leisten, sind gebräuchlich: die Transplantation nach *Thiersch* und nach *Reverdin*. Die Entnahme des Thierschlappens, meist an der Streckseite des Oberschenkels, geschieht auf folgende Weise: Nach Umspritzung mit Anästhesielösung wird die Haut gespannt und tangential mit einem frisch geschliffenen langen Messer ein dünner intrakutaner Lappen gewonnen. Der Schnitt soll das Unterhautzellgewebe nicht eröffnen. Je nach Bedarf können mehrere solche Lappen entnommen werden. Sie werden sofort auf den Hautdefekt übertragen. Die Entnahmestelle wird mit einem Salbenverband oder Blattsilber bedeckt. Der Thierschlappen wird am Rande mit einigen dünnen Zwirnnähten an die Haut angenäht. Die Fäden werden lang gelassen. Dann wird der Lappen mit Mastisol bestrichen und eine einfache Lage steriler Gaze daraufgelegt. Darüber kommt ein kleiner Gazetupfer. Die lang gelassenen Fäden werden nun so über den Gazetupfer geknöpft, daß der Thierschlappen gut auf die Wundfläche angepreßt wird. Dies ist für die ungestörte Anheilung von größter Wichtigkeit. Dann folgt ein gewöhnlicher Verband und Schiene. Nach 10—12 Tagen erfolgt der erste Verbandwechsel, der sehr sorgfältig ausgeführt werden muß, damit man den nur lose angeheilten Hautlappen nicht abreißt. Weitere Verbände, am besten trockene, schützen das Transplantat bis zur völligen Anheilung, die gewöhnlich in 3 Wochen erfolgt.

Bei der Hautverpflanzung nach *Reverdin* werden linsen- oder erbsgroße Epidermisstückchen mosaikartig aneinandergereiht. Die Entnahme erfolgt durch Hochheben der Haut mit einer Pinzette und Abschneiden an der Basis der kleinen Pyramide mit Schere oder Messer. Die Methode nach *Reverdin* gibt im allgemeinen eine etwas dickere und elastischere Narbe als die Thierschung und eignet sich daher vor allem bei Finger- und Handverletzungen. Dabei ist es vorteilhaft, die Fixation mit Gipsschiene vor der Übertragung vorzunehmen. Der Deckverband kann in gleicher Weise wie beim Thierschlappen erfolgen, oder man macht aus Kramerschienen einen Korb, der mit einem Gazeschleier bedeckt wird. Er ermöglicht die Beobachtung der Anheilung.

d) Fremdkörper- und Tintenstiftverletzungen.

Fremdkörper, die nur oberflächlich im Gewebe eingedrungen und von außen sichtbar oder gut fühlbar sind, lassen sich unschwer entfernen. Bei der Anästhesie muß man nur darauf achten, daß die Gewebsinfiltration nicht den Fremdkörper verschwinden macht. Anders liegen die Verhältnisse bei Fremdkörpern in größerer Tiefe. Sie sollen nur nach möglichst genauer Lokalisierung (Röntgenbild in zwei Richtungen) angegangen werden. Dazu braucht es meist einen genügend großen Hautschnitt, sorgfältiges Präparieren und exakte Blutstillung. Frisch eingedrungene Fremdkörper kann man unter diesen Voraussetzungen innerhalb der Sechs- bis Achtstundengrenze entfernen. Sind sie älter, so muß vorerst abgewartet werden, will man nicht durch den Eingriff eine Infektion anfachen. Man stellt daher die Gliedmaßen für zehn bis vierzehn Tage ruhig und nimmt erst dann die Entfernung vor. Die Gefahr, daß der Fremdkörper in dieser Zeit wandert, besteht nicht.

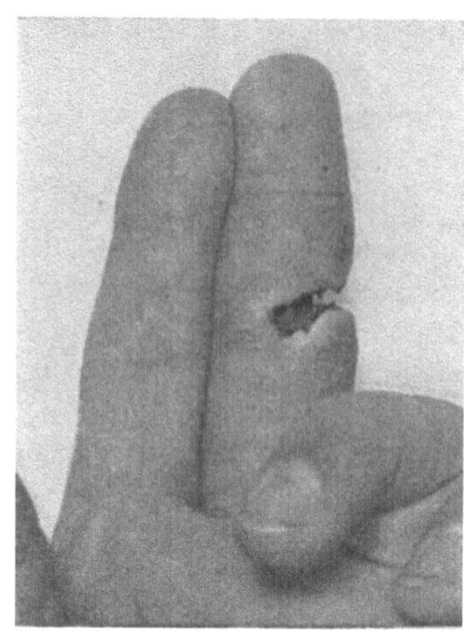

Abb. 23. *Tintenstiftverletzung.* Tiefes Ulcus mit blauviolett verfärbtem Grund ohne jede Heilungstendenz.

Jede Extraktion kann unvorhergesehene Schwierigkeiten bereiten, je nach Tiefe und Beziehung zur Nachbarschaft. Man soll daher auch bei scheinbar leichten Verhältnissen gerüstet sein, während des Eingriffs durchleuchten oder Röntgenaufnahmen machen zu können. Sonst riskiert man, nach stundenlangem Suchen den Patienten in ein Spital einliefern zu müssen, für alle Beteiligten wohl nicht gerade angenehm! Nicht genau lokalisierbare Fremdkörper, besonders solche, die röntgenologisch nicht sichtbar sind, wie Holzsplitter, Stoffetzen, auch nicht bleihaltiges Glas, sind zur Entfernung an eine chirurgische Station zu weisen.

Besonders zu erwähnen sind Verletzungen mit *Leichtmetalllegierungen*, wie Dural, Hydronalium und Elektron, die Magnesium enthalten und im Kontakt mit dem Gewebe Wasserstoff abspalten. Sie neigen ganz besonders zu Infektionen und schlechter Heiltendenz. Dies wird darauf zurückgeführt, daß diese Metallstücke meist außerordentlich rauhe und gezackte Ränder besitzen, die das Haften von Bakterien begünstigen. Durch die Entwicklung von Wasserstoff bilden sich Gewebslücken und Eiweißzerfallsprodukte, die Infektionen Vorschub leisten. Alle solchen Splitter sind sorgfältig, wenn nötig mit Hilfe einer Lupe, aus der Wunde zu entfernen. Die Wunde soll nach der Entfernung mit einer Rivanol-Wasserstoffsuperoxydlösung (1 : 1000) ausgewaschen und offen, ohne Naht nachbehandelt werden. Der

Wert der von deutscher Seite angegebenen Duralsalbe ist umstritten.

Die *Tintenstiftverletzung* ist ebenfalls gekennzeichnet durch einen äußerst langwierigen Heilungsverlauf. Die in diesem Stift enthaltenen basischen Anilinfarbstoffe führen zu einer Gewebsnekrose. Bei der Versorgung dieser Verletzung muß alles gefärbte Gewebe möglichst frühzeitig, vor der Diffusion in die Umgebung, ausgeschnitten werden, wobei selbst Sehnen und Periost nicht geschont werden können (Abb. 23).

Zum Schluß soll noch auf einen kleinen Kunstgriff hingewiesen werden, der die Entfernung einer *im Gewebe steckenden Häkelnadel* mühelos gestattet. Der Widerhaken an der Spitze verunmöglicht das einfache Herausziehen. Wenn man aber die Nadel weiter vorschiebt, gelingt es leicht, die Spitze durch die gegenüberliegende Haut durchzustoßen und mit einer Zange abzukneifen.

e) Sehnennaht.

Die Sehnennaht gehört zu den umstrittensten Gebieten der Chirurgie. So einfach die technische Wiedervereinigung einer durchtrennten Sehne sein mag, so enttäuschend sind im allgemeinen die Resultate, diejenigen der Beugesehnen ungünstiger als die der Strecksehnen. Auf der einen Seite wird verlangt (*Klapp*, *Lejars* u. a.), daß jeder praktische Arzt eine Sehnennaht machen kann, auf der anderen Seite, besonders in letzter Zeit, wird die Forderung erhoben, daß die Sehnennaht nur von einem Spezialisten ausgeführt werden sollte. In diesem Sinne haben sich kürzlich *Dubois-Zollinger* in ihrer Unfallkunde ausgesprochen. Wenn wir die nachfolgenden Ausführungen gesehen haben, wird man begreifen, daß zweifellos ein Spezialist den großen Anforderungen, die eine Sehnendurchtrennung mit sich bringt, eher gerecht werden kann als der praktische Arzt. Die Fragen, die bei einer klinisch festgestellten Sehnendurchtrennung beantwortet werden müssen, sind mannigfach. *Ob bei einer frischen Verletzung an den Fingern die primäre Naht ausgeführt werden kann, ist in erster Linie abhängig vom Alter und Zustand der Wunde.* Nur wenn es sich um glatte Schnittwunden mit einem reinen Messer, sauberen Glas oder Blech handelt, *darf* nach sorgfältiger Wundexcision die Naht ausgeführt werden, vorausgesetzt, daß die

Sechsstundengrenze nicht überschritten ist. Auch dann aber nur unter der Voraussetzung, daß die Sehnenstümpfe ohne Hilfsschnitt in der Wunde sichtbar gemacht werden können. Im möglicherweise infizierten Wundgebiet bedeuten solche Hilfsschnitte unter Umständen eine schwere Schädigung für den Verletzten. Denn kommt es durch Versenkung von Nahtmaterial und die längere Operationsdauer zu einer Infektion, so sind die Aussichten für eine spätere Sekundärnaht ungleich ungünstiger. Um das retrahierte proximale Ende ohne zusätzliche Verletzung nach vorne zu bringen, umwickelt man den Vorderarm vom Ellbogen gegen das Handgelenk zu mit einer Gummibinde und stellt damit auch gleich die Blutleere her.

Die zweite Frage lautet, ob es überhaupt nötig ist, die durchtrennte Sehne zu nähen. Besonders im Bereich der Fingerbeugesehnen muß man sich darüber klar sein. Denn die isolierte Durchtrennung der oberflächlichen wie der tiefen Beugesehne der Langfinger macht nur einen geringen Funktionsausfall, der sicher weniger störend wirkt als eine schlecht verheilte Sehnennaht. Der alleinige Ausfall der oberflächlichen Beugesehne, die an der Mittelphalanx ansetzt, wird durch die Beugung des Flexor digiti profundus praktisch voll kompensiert. Beim alleinigen Ausfall des letzteren kann lediglich das Endgelenk nicht gebeugt werden. Eine Naht dieser isolierten Beugesehnendurchtrennung ist daher niemals angezeigt. *Nur wenn beide Beugesehnen zerschnitten sind,* wenn also Mittel- und Endgelenk nicht beugefähig sind, *kommt die Naht in Frage.* Auch dann *genügt es, die tiefe Beugesehne allein zu nähen.* Der Daumen besitzt nur einen Beuger, dessen Naht um so eher gewagt werden kann, als die Erfolgsaussichten hier eher besser sind.

Bei der Strecksehnendurchtrennung liegen die Verhältnisse etwas einfacher; einmal sind die Spätresultate an sich besser, dann retrahieren sie sich meist nur wenig.

Am Daumen, Zeige- und Kleinfinger finden sich je zwei Strecksehnen (Daumen: Extens. pollicis longus und brevis; Zeige- und Kleinfinger: Extens. dig. communis und propr.). Ist am Daumen nur die kurze, am Zeige- und Kleinfinger eine von beiden zerschnitten, ist eine Naht überflüssig, da die Streckfunktion der erhaltenen Sehne praktisch genügt. Nur bei völligem Streckausfall ist die Naht angezeigt.

Wir ersehen daraus, daß die Anzeigestellung für die Naht einer durchtrennten Fingersehne keineswegs einfach ist. Dabei ist in dieser kurzen Ausführung das Problem durchaus nicht erschöpft. Weitere Einzelheiten finden sich in der ausgezeichneten Darstellung von *Iselin*, chirurgie de la main, sowie *Krömer*, Die verletzte Hand.

Die unmittelbare Gefahr, die nach einer Sehnennaht droht, und zwar besonders auf der Beugeseite, ist die Infektion. Aus

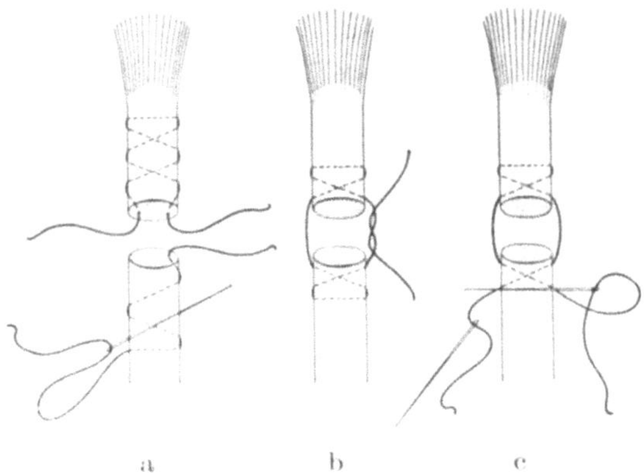

Abb. 24 a bis c. Technik der Sehnennaht. a nach *Sterling Bunnell*. Die Knöpfe kommen zwischen die beiden Stümpfe zu liegen. b Nach *Haegler*. Seitliche Lage des Knopfes. c Nach *Iselin*. Der Knopf kommt nicht auf Stumpfhöhe zu liegen.

diesem Grunde ist es heute zweifellos angezeigt, wie dies auch *Saegesser* befürwortet, sofort mit einer Penicillinbehandlung, Depotmischung, einzusetzen. Gelingt es, diese Klippe zu umfahren, so ist wenigstens eine Voraussetzung zum Erfolg vorhanden. Aus alledem geht hervor, daß die Sehnennaht nur in den besten Händen, d. h. durch einen Chirurgen, einigermaßen Erfolg verspricht. Dies gilt vor allem für die Beugesehnen der Finger.

Die Technik der Naht wird recht verschieden gehandhabt. Wohl am meisten Anhänger hat die Naht nach *Sterling Bunnell* gefunden. Wir führen sie meist mit einem dünnen Zwirnfaden durch, an beiden Seiten eine gerade, bei kleinen Sehnen eventuell auch gebogene Nadel eingefädelt, wie Abb. 24a zeigt. Sehr empfohlen wird in Amerika ein dünner, sehr biegsamer Draht, der den großen Vorteil hat, eine bedeutend geringere Gewebsreaktion zu verursachen als Zwirn. Die Gefahr von sekundären

Verwachsungen wird damit verringert. Das Stumpfende der Sehne ist anzufrischen. Die Naht hat den Nachteil, daß die zwei Knöpfe zwischen die Stümpfe zu liegen kommen. Dies führt leicht zu einer kleinen Diastase. Wir verwenden daher lieber die einfache Form nach *Hägler* und *Iselin.* Sie ist völlig zuverlässig. Je nachdem wie die Nahtstelle zugänglich ist und die Spannung sich auswirkt, kann sie mit einem Knopf oder zwei Knöpfen ausgeführt werden. Nach vollendeter Naht müssen die beiden Stümpfe ohne Verdickung gut aneinander liegen (Abb. 24a bis c).

Als zweite Gefahr droht die Verwachsung der Nahtstelle mit der Umgebung. Äußerst schonendes Operieren ist daher unbedingt notwendig. Vor allem müssen Verletzungen der Verstärkungsbänder der Sehnenscheiden (Ligamentum vaginale) beim blinden Suchen nach den zurückgeschlüpften Stümpfen vermieden werden. Die Sehnenscheide soll nicht genäht, sondern ausgeschnitten werden. Nach der Wundnaht wird der Finger in *Mittelstellung* fixiert, gleichgültig, ob es sich um eine Naht der Streck- oder Beugesehnen handelt, weil damit die beste Ruhigstellung und geringste Spannung durch Ausschaltung der Antagonisten erreicht wird. Die Dauer der Ruhigstellung wird sehr verschieden angegeben, sie schwankt zwischen zwei Tagen und drei Wochen. Wir fixieren zehn Tage und beginnen dann mit sehr sorgfältig dosierten, allmählich steigenden aktiven Bewegungen.

Im Falle, daß die primäre Sehnennaht aus einem der angeführten Gründe nicht möglich war, soll die sekundäre Sehnennaht ausgeführt werden. Für den praktischen Arzt kommt sie nicht in Frage. Er muß aber wissen, wann sie ausgeführt werden kann: wenn die primäre Wunde ohne Infektion geheilt ist, kann sie nach drei bis vier Wochen vorgenommen werden. Hat die Wunde hingegen geeitert, so muß vier bis sechs Monate zugewartet werden, vom Augenblick an gerechnet, in dem die Wunde geschlossen war. Es wird sich zeigen, ob an diesem alten Grundsatz vielleicht die Penicillinbehandlung eine Verkürzung der Wartezeit erlaubt.

Die Naht der Beugesehnen oberhalb des Handgelenkes (häufige Verletzung beim Suizidversuch) gibt wesentlich bessere Aussichten. Schwierig kann es sein, wenn mehrere Sehnen durchtrennt sind, die zueinander passenden Stümpfe aufzufinden. Dazu braucht es oft wie für ein Puzzle viel Geduld und Zeit. Auch die Durchtrennung der Achillessehne hat bei gut durchgeführter Naht eine gute Prognose, was vor allem aus den orthopädischen Erfahrungen hervorgeht. Subkutane Sehnenrupturen, die an der Achillessehne und am Extensor pollicis longus (Spätfolge einer Radiusfraktur) beobachtet werden, sind auf Degenerationserscheinungen zurückzuführen und gehören in die Hand des Fachchirurgen. Solche Sehnenrupturen zeigen entsprechend

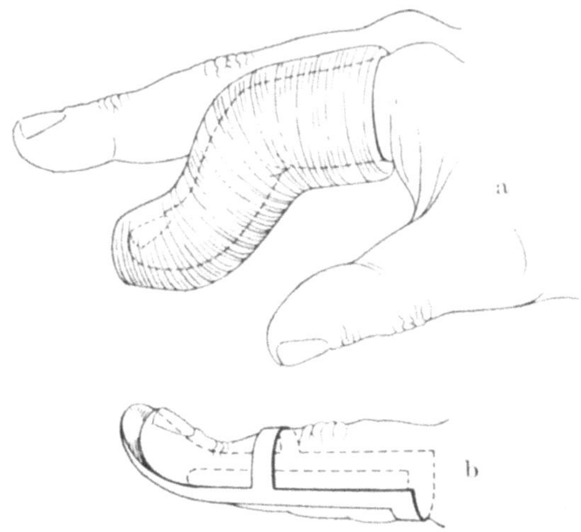

Abb. 25 a u. b. Fixation eines Strecksehnenabrisses am Fingerendglied. a Gipsverband. b Kleine Metallschiene, die mit Heftpflaster befestigt wird.

ihrer Genese stark ausgefranste Ränder und müssen oft ziemlich weit angefrischt werden.

Eine Form der subkutanen Sehnenruptur muß besonders erwähnt werden. Es ist dies der *Abriß der Strecksehne am Fingerendglied.* Diese nicht seltene Verletzung tritt nach einem Trauma — Hängenbleiben des Fingers bei einer hastigen Bewegung, Fall auf die Hand — oder spontan auf. Die Naht eines solchen Strecksehnenabrisses ergibt allgemein keine guten Resultate und soll daher unterbleiben. In vielen frischen Fällen gelingt es mit einer ununterbrochenen Fixation in maximaler Streckstellung während vier bis sechs Wochen, den Abriß zum Anheilen zu bringen. Dazu kann man entweder eine kleine Metallschiene, die mit Heftpflaster befestigt wird, verwenden (Abb. 25 b), oder man legt einen Gipsverband an. Man verfährt dabei folgendermaßen: Man wickelt eine nasse Celonabinde um den ganzen Finger und läßt diese in starker Beugestellung im Mittelgelenk und in Überstreckung des Endgelenkes trocknen (Abb. 25). Durch Überstreifen eines Gummifingerlings schützt man den Verband vor Nässe. Der Patient ist anzuweisen, daß im Falle einer Lockerung der Verband sofort erneuert werden muß, bevor noch eine schädliche Bewegung des Endgliedes eintritt.

Eine weitere einfache Fixation läßt sich auch mit einem Zwirnfingerling bewerkstelligen, der mit einer 10%igen Celluloid-Aceton-Lösung zum Erhärten gebracht wird. Auch bei einigen Wochen alten Abrissen lohnt sich noch ein Fixationsversuch. Liegt die Ruptur jedoch bereits mehrere Monate zurück, so kann sie nicht mehr zum Anheilen gebracht werden. Ein Versuch mit einer Fixation auch während langer Zeit ist in diesem Falle zwecklos. Im allgemeinen gewöhnt man sich rasch an den Ausfall der aktiven Streckfähigkeit.

f) Nervennaht.

Auch die Nervennaht gehört zu den schwierigeren Eingriffen, an die sich nur der praktische Arzt mit genügender chirurgischer Ausbildung heranwagen soll. Nervenverletzungen finden sich vor allem im Bereiche des Handgelenkes (Medianus), am Oberarm und am Peroneus unterhalb des Fibulaköpfchens. Wenn irgend möglich, d. h. wenn es die Wundverhältnisse gestatten, sollte die primäre Naht versucht werden, da die Aussichten auf Wiederherstellung wesentlich besser sind als nach sekundärer Vereinigung. Die Gefahr einer Infektion ist nach der Nervennaht erfahrungsgemäß kleiner als bei der Sehnennaht, trotzdem ja auch hier Fremdkörpermaterial versenkt wird. *Leriche* und *Iselin* fürchten sich daher nicht, die Nervennaht selbst in Fällen, in welchen die Sechsstundengrenze erheblich überschritten ist, auszuführen. Bei manifester Infektion ist von jedem Versuch abzusehen. Auch hier kann heute mit Hilfe des Penicillins die Indikation weiter gefaßt werden als bisher.

Die *Technik* ist folgende: In allen frischen Fällen, das sind ja die einzigen, die für den praktischen Arzt in Frage kommen, genügt die Lokalanästhesie vollkommen. Beim Freilegen des Nerven kann dieser selbst noch gespritzt werden. Die Nerven sollen nur im Bereich des Perineuriums gefaßt werden. Ihre Enden sind anzufrischen. Kleine Blutungen aus dem Nerven werden durch Kompression gestillt. Mit feinstem Zwirn und dünnen gebogenen Nadeln legt man zuerst zwei Haltefäden durch das Perineurium, dazwischen kommen vier bis sechs Knopfnähte, die erst zum Schluß geknotet werden. Die Naht soll ohne Spannung und Drehung die Achsenzylinder der beiden Stümpfe miteinander lückenlos vereinigen (Abb. 26a und b). Bei kleineren Substanzdefekten kann man den Nerv durch vorsichtigen Zug an den Haltefäden dehnen und damit einige Zentimeter gewinnen. Auch durch entsprechende Beugung der Gelenke läßt sich etwas Spielraum gewinnen. Es folgt eine Fixation mit gepolsterter Gipsschiene in der gewünschten Stellung für die Dauer von zwei bis drei Wochen. Die Nachbehandlung soll elektrisch und mechanotherapeutisch erfolgen, um Kontrakturen und Atrophie der gesunden Muskeln vorzubeugen.

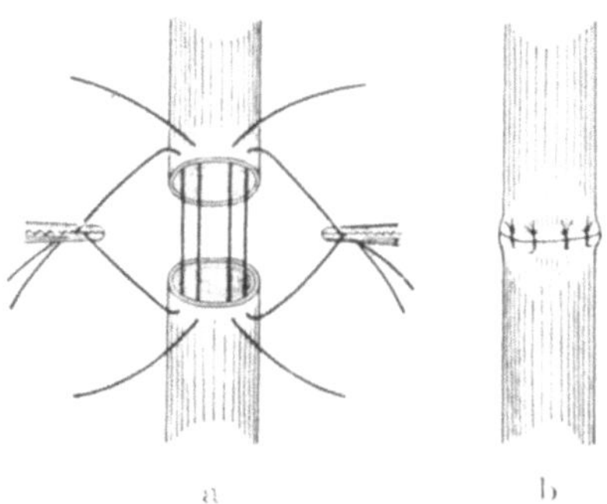

Abb. 26 a u. b. Technik der Nervennaht: a Die Nähte dürfen nur das Perineurium fassen. Die beiden ersten Haltefäden sind mit einem Péan gefaßt. b Die Nähte sind geknotet, die Achsenzylinder lückenlos vereinigt.

Statistisch sind die Heilungsergebnisse wie folgt angegeben:

Radialis	72%	Ischiadicus ...	70%
Medianus	69%	Peroneus	38%
Ulnaris	57%		

Kürzlich hat *v. Muralt* einen Wirkstoff angegeben, der die Regeneration verletzter Nerven ganz bedeutend anregt. Klinische Erfahrungen auf größerer Basis fehlen bisher noch.

Das Ergebnis einer Nervennaht läßt sich erst nach vielen Monaten beurteilen. Es braucht meist sechs, acht oder zwölf Monate und mehr, bis nach einer geglückten Nervennaht der Ausfall wiederhergestellt ist. Im allgemeinen bildet sich zuerst die Sensibilität und dann die Motilität wieder zurück,

g) Verbrennungen.

Die Verbrennungen werden gewöhnlich in drei Grade eingeteilt: Rötung, Blasenbildung, Brandverschorfung, d. h. Nekrose der Haut und der tieferliegenden Gewebe. Hervorzuheben ist, daß die Graddiagnose anfänglich Schwierigkeiten machen kann. Kurz nach der Hitzeeinwirkung können z. B. Brandblasen fehlen, sie entwickeln sich erst später, im Verlaufe einiger Stunden. Diese Blasen sind mit einer klaren, gelblich wässerigen Flüssigkeit gefüllt. Findet sich jedoch ein rötlich gefärbter Inhalt, so ist dies das Zeichen, daß eine Verbrennung dritten Grades vorliegt. Schwere Verbrennungen gehen sehr bald in einen bedrohlichen *Schockzustand* über. Je nach dem Grad der Tiefenwirkung führt die Verbrennung von einem Drittel bis der Hälfte der Körperoberfläche innerhalb der ersten zwei bis drei Tage unter *Intoxikationserscheinungen zum Tode.* Alle ausgedehnten Verbrennungen gehören daher sofort in Spitalbehandlung. Für den praktischen Arzt kommt nur die Behandlung leichterer Fälle in Frage.

Da jede Verbrennung durch eine hinzukommende *Infektion* gefährdet ist, muß die Behandlung von Anfang an darauf gerichtet sein, diese Komplikationen zu vermeiden. *Die Brandwunde erfordert alle aseptischen Kautelen:* steriles Instrumentarium, Verbandmaterial und Desinfektion der umgebenden Haut. Bei der Verbrennung ersten Grades wird man einen Verband mit schmerzlindernder Salbe (Anästhesin, Perkainal, Panthesin) anlegen. Im zweiten Stadium werden die Blasen sorgfältig abgetragen, da sie sehr bald von den üblichen Eiterkeimen besiedelt werden. Bei Verschmutzung mit Erde oder Staub besteht zudem die *Tetanusgefahr.* Dann wird ebenfalls ein Verband mit Anästhesinsalbe oder $7^1/_2$%iger Tanningaze darüber gegeben. Auch Peru-Tüll hat sich bewährt, da durch die Maschen dieser Gaze die Wundsekrete abfließen können. Die Verbände sollen nach Möglichkeit, d. h. wenn Fieber fehlt, einige Tage liegenbleiben. Bei stärkerer Sekretion wird man zuerst nur die obere Schicht wechseln.

Bei Verbrennungen dritten Grades entfernt man alle herunterhängenden und teilweise abgelösten Epidermisfetzen und Blasen mit steriler Schere und Pinzette und verbindet mit Tanningaze oder Peru-Tüll.

Sind ausgedehntere Hautbezirke drittgradig verbrannt, so wird man nach dem Verfahren von *Tschmarcke* in einem Chloräthylrausch mit Bürste, Wasser und Seife alles geschädigte Gewebe bis zum Auftreten kleiner punktförmiger Blutungen wegbürsten, dann mit 3%iger Borlösung oder Alkohol abwaschen und entsprechend verbinden.

Die von *Davidson* 1925 eingeführte Tanninvergerbung ist heute vollständig verlassen, da sich gezeigt hat, daß fast immer unter dem festen Schorf eine Infektion entsteht. Die Erfahrungen im letzten Kriege haben gelehrt, daß neben möglichst vollständiger Asepsis Verbände mit gewöhnlicher steriler Vaseline am vorteilhaftesten sind. Selbst Borvaseline soll bei ausgedehnten Verbrennungen schädlich sein. Sehr frühzeitig ist man bestrebt, ausgedehnte Hautdefekte plastisch zu decken. Dies ist unter Penicillinschutz meist nach Ablauf der 3. Woche möglich.

Ist es im Laufe einiger Tage trotz der Vorsichtsmaßnahmen zur Infektion gekommen, so wird man die entsprechende Behandlung mit feuchten Verbänden oder Salben in gleicher Weise wie bei den infizierten Zufallswunden durchführen. Erfolgreich ist auch hier die Penicillinbehandlung, sei es allgemein oder lokal mit Salbe. Auch *Tyrothricin* als Oberflächenantisepticum hat sich bewährt.

Elektrische Verbrennungen sind charakterisiert durch kleinere oder größere, trockene Brandwunden (Strommarken). Sie sind, wenigstens anfänglich, schmerzlos, haben aber eine Nekrose zur Folge, deren Tiefe sich erst nach Tagen oder Wochen beurteilen läßt. Sie werden trocken behandelt (Dermatol-, Vioform-, Cibazolpuder). Erst nach Abstoßung der Nekrosen werden Salbenverbände verwendet.

Beim elektrischen Tod, anfänglich oft nur ein Scheintod, wird man sofort mit künstlicher Atmung (*Silvester*) beginnen, die erst nach dem Auftreten von Totenflecken eingestellt werden soll. Auch eine Lumbalpunktion mit Ablassen des Liquors kann bei einer akuten Hirnschwellung lebensrettend sein (Technik s. Punktionen).

h) Erfrierungen.

Ein erfrorener Gliedabschnitt ist gefühllos, weiß und hart. Um ihn aufzutauen, hat man Einreibungen mit feinkörnigem Schnee empfohlen, man muß aber darauf achtgeben, daß dabei keine Hautverletzungen entstehen. Denn Erfrierungen sind infolge der Zirkulationsstörung ganz besonders infektionsgefährdet. Besser ist daher das Auftauen im steigenden Wasserbad. Man beginnt mit kaltem Wasser und erwärmt langsam bis zu 30 bis 35°. Daneben wird man Abreibungen des übrigen Körpers mit warmen Tüchern oder Decken, Zuführung heißer Getränke und eventuell Stimulation vornehmen.

Erst nach dem Auftauen läßt sich der *Grad der Erfrierung* feststellen. Wir unterscheiden, ähnlich wie bei den Verbrennungen, drei Grade. Blaurötliche Hautverfärbung, der bald eine ödematöse Schwellung folgt, ist das Zeichen der wiederkehrenden Zirkulation. Schon nach wenigen Stunden kann es auch zur Blasenbildung kommen. Bei einer tiefgreifenden Gewebsschädigung wird der Gliedabschnitt wachsbleich, gefühllos und hart bleiben. Da in diesem Falle die Blutzirkulation aufgehoben ist, wird eine reaktive Blasen- oder Ödembildung ausbleiben und eine trockene Nekrose oder feuchtes Gangrän eintreten. Bei der Behandlung von Erfrierungen ersten oder zweiten Grades wird man Salbenverbände (5%iges Tannin, Anästhesin, Perkainal, Panthesin) verwenden und für Ruhigstellung und Hochlagerung sorgen. Bei den drittgradigen Erfrierungen handelt es sich darum, möglichst rasch die aktive Durchblutung zu fördern. Dies geschieht am besten durch eine *Sympathicusanästhesie*, die täglich zu wiederholen ist (s. Kapitel V, b). In allen schweren Fällen ist der Patient zu hospitalisieren und eine periarterielle Sympathektomie oder eine Ganglionexstirpation auszuführen. Damit gelingt es, wichtige Gliedabschnitte vor der endgültigen Nekrose zu bewahren.

Mit der Absetzung nekrotischer Abschnitte wird man zurückhaltend sein und auf alle Fälle die Demarkation gegen das gesunde Gewebe abwarten. Einzelne Finger oder Zehen lassen sich oft nach geduldigem Zuwarten ohne besonderen Eingriff abtragen. In der Zwischenzeit sorgt man durch Ruhigstellung und Aufstreuen antiseptischer Wundpulver (Dermatol, Vioform, Cibazol) dafür, daß keine Infektion mit feuchtem Gangrän eintritt.

Die *Frostbeulen oder Pernionen* sind alltägliche Erscheinungen und werden den praktischen Arzt häufig beschäftigen, besonders in Zeiten knapper oder ungenügender Ernährung. Die Pernionen finden sich meist an den Fingern und Zehen, seltener am Unterschenkel und im Gesicht, in Form von blauroten, juckenden oder brennenden Hautschwellungen. Man faßt sie heute als allergische Reaktion infolge Kälteintoleranz auf. Die lokale Behandlung besteht in Wechselbädern und Salbenverbänden (Ichthyol, Benerva-acetylcholin, Kampfer usw.). Daneben verabreicht man Vitaminpräparate (Vi De, Nikotilamid) oder Antergan.

VIII. Hypertrophien und Geschwülste.

a) Das Narbenkeloid. — Warzen. — Clavus.

Das Narbenkeloid.

Das Keloid, eine vom Korium ausgehende Bindegewebshyperplasie, tritt bei entsprechend veranlagten Menschen im An-

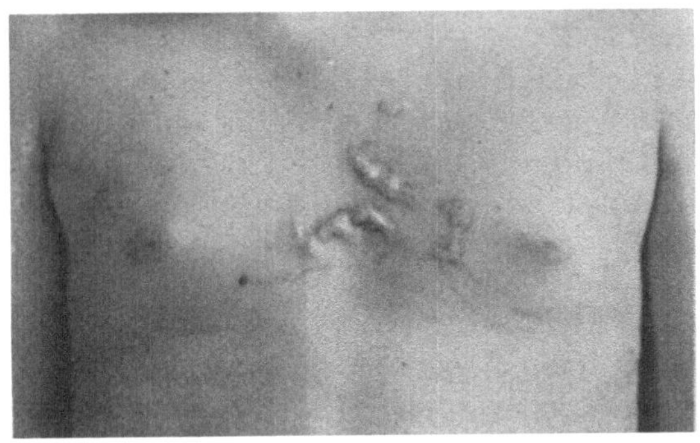

Abb. 27. Das *Narbenkeloid* über dem Sternum ist besonders hartnäckig. Im ersten halben Jahr kann die Strahlenbehandlung diese Narbenwucherung zur Rückbildung bringen. Ältere Keloide müssen exzidiert und anschließend bestrahlt werden.

schluß an eine Wunde, Verbrennung oder Verätzung auf (Abb. 27). Klinisch finden wir zwei bis drei Monate nach einer Hautverletzung, gelegentlich auch nach einer Operation, eine stark rot gefärbte, wulstige Erhebung, die strahlige Ausläufer haben kann. Im frischen Stadium juckt das Keloid. Später blaßt es ab, bleibt aber immer etwas prominent. Wenn man es excidiert, stellt es sich regelmäßig, nur noch größer als zuvor, nach kurzer Zeit wieder ein. Von einer bloßen Ausschneidung ist daher abzuraten.

Heute ist die Behandlung der Wahl eine Radium- oder Röntgenbestrahlung. Für den praktischen Arzt ist es wichtig, zu wissen, daß die *Bestrahlung ungefähr im Laufe des ersten halben Jahres* ausgeführt werden soll. Es gelingt so, das noch wachsende

Keloid sowohl zum Abflachen zu bringen als auch die Entfärbung herbeizuführen.

Ist das Keloid bereits fertig entwickelt, d. h. hat es schon annähernd ein Jahr oder mehr bestanden, so muß man es zuerst excidieren und daran anschließend die Bestrahlung durchführen. Man wird daher darnach trachten, das Keloid frühzeitig einer Strahlenbehandlung zuzuführen, die ambulant gemacht wird.

Warzen.

Häufig wird der Arzt, oft nur so nebenbei, in der Sprechstunde gefragt, wie Warzen an den Händen zu beseitigen seien. Diese Gebilde (Verrucae), die oft zahlreich an der Streckseite der Finger und am Handrücken besonders bei Kindern und Jugendlichen sitzen, sind kleinere oder größere Hyperkeratosen, die wahrscheinlich von einem Virus hervorgerufen werden. Wer sich nicht mit einer Suggestivbehandlung (*Bloch*) abgeben will, kann die Warzen auf eine einfache Weise wie folgt entfernen:

Zuerst unterspritzt man die einzelnen Warzen mit einigen Tropfen Anästhesielösung. Dann werden sie mit dem scharfen Löffel aus ihrem Bett herausgehoben. Bei größeren Warzen empfiehlt es sich, den Rand vorher mit einem Messer einzuschneiden. Der Grund, der nur minim bluten soll, wird mit einem Tropfen Trichloressigsäure, die mit einem Glasstab aufgetragen wird, verätzt. Rezidive haben wir mit dieser Methode selten gesehen. Bei sehr großen Warzen ist die Excision mit Naht vorzuziehen.

Clavus.

Als Clavus oder Hühnerauge bezeichnet man Schwielen- und Hornhautbildungen, die als Folge konstanter Druckwirkung vor allem am Dorsum der Zehen, an der Fußsohle (Groß- oder Kleinzehenballen) und an der Ferse zu finden sind. Zu enge Schuhe oder ungünstige Statik (Platt- und Hohlfüße) sind die Ursachen, die im Anschluß an die symptomatische Behandlung immer beseitigt werden müssen, wenn man die Patienten von ihrem Leiden befreien will. Bei der Schwielenbildung am Fersenbein liegt ätiologisch oft ein Calcaneussporn vor oder zum mindesten eine dorsal stark vorspringende obere Kante des Calcaneus (*Haglund, Frisch*). Das Röntgenbild gibt hierüber Klarheit. Der Knochenvorsprung muß abgemeißelt werden. Die Beschwerden von Seiten eines Clavus sind sehr lästig, da ein zentraler „Dorn“ oft tief in die Cutis hineinreicht. Auch finden sich unter dem Hühnerauge manchmal kleine Schleimbeutel, die sich infizieren können und langwierige Eiterungen machen, die unter Umständen auf die Zehenphalangen übergreifen.

Die symptomatische Behandlung besteht in der Entfernung der Hornmassen. Mit dem scharfen Messer werden sie tangential in dünnen Scheiben abgetragen, ohne daß es dabei bluten soll. Der Dorn wird sorgfältig herausgehoben. Eine Anästhesie ist dabei überflüssig. Man kann sich den Eingriff erleichtern, wenn man einige Tage vorher ein Salicylpflaster auflegt, das die Hornschicht erweicht.

b) **Die Tendovaginitis stenosans** (Schnellender Finger).

Von *de Quervain* wurde 1895 dieses Krankheitsbild beschrieben, das entsteht, wenn infolge einer Verdickung der Sehnenscheide das Spiel der Sehnen eingeengt wird. Ursprünglich wurde dieses Leiden an den Sehnen des Daumens (Abductor pollicis longus und Extensor pollicis brevis im ersten Fach des Ligamentum carpi dorsale) über dem Processus styloideus radii beobachtet. Starke lokale Druckempfindlichkeit, gegen Daumen und Vorderarm ausstrahlende Schmerzen sowie Schwäche beim Zufassen sind charakteristisch. Häufiger als am distalen Radiusende finden wir diese Veränderungen an den Fingerbeugesehnen über den Grundgelenken. Man fühlt eine leichte erbsgroße Verdickung an dieser Stelle. Beim Beugen der Finger tritt ein kurzdauernder Stopp, verbunden mit Schmerzen auf, der überwunden wird. Beim Strecken wiederholt sich dieses „Schnellen“ deutlicher. Bei starker Stenose der Sehnenscheiden genügt die schwächere Kraft der Streckmuskulatur oft nicht, den Widerstand zu überwinden. Das Fingermittelgelenk bleibt dann in Beugestellung stehen und kann nur mit Hilfe der anderen Hand in die Streckstellung zurückgebracht werden. Das Schnellen wird dadurch hervorgerufen, daß die Beugesehne distal von der einengenden Sehnenscheide eine umschriebene spindelige Auftreibung zeigt, die beim Beugen durch die Stenose hindurchgezwängt wird. Nach *Winterstein* ist am häufigsten der Daumen (60%) befallen, es folgen der Mittel- und Ringfinger mit je 15%, während Zeigefinger und Kleinfinger seltener erkranken. Bei Frauen findet

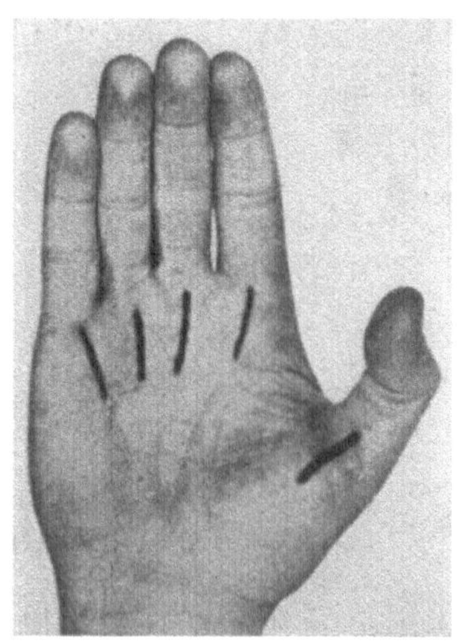

Abb. 28. Schnittführung zur Operation des schnellenden Fingers über den Grundgelenken.

sich das Leiden häufiger als bei Männern. Nicht selten tritt es an mehreren Fingern gleichzeitig oder nacheinander auf. Die rechte Hand ist häufiger befallen als die linke. Die Ursache ist noch nicht genügend abgeklärt. Neben konstitutionellen und rheumatischen Faktoren scheint eine Überbeanspruchung, z. B. nach intensivem Stricken, eine Rolle zu spielen. Auch im Anschluß an perforierende Verletzungen oder teilweise Einrisse der Sehne durch stumpfe Gewalt kann das Leiden auftreten.

Konservative Behandlung ist stets erfolglos (Ruhigstellung, Salbenverband usw.). Die Operation wird wie folgt ausgeführt: Nach Schnittinfiltration wird über dem Grundgelenk des befallenen Fingers ein zirka 2 bis $2^1/_2$ cm

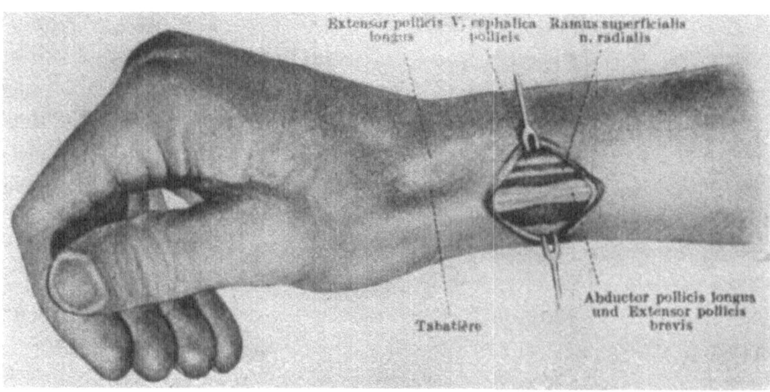

Abb. 29. Operation der Tendovaginitis stenosans am Processus styloideus radii (nach *Winterstein*: Erg. Chir. u. Orthop.).

langer Längsschnitt angelegt (Abb. 28). Nach Durchtrennung des palmaren Fettgewebes gelangt man auf die kleine erbsgroße weißliche Verdickung, die in Längsrichtung gespalten wird. Darunter liegt die Beugesehne. Man überzeugt sich, daß diese bei der Fingerbewegung frei spielt. Bei stärkerer Beugung tritt die leichte spindelige Auftreibung der Sehne ins Gesichtsfeld. Es wird nichts daran gemacht. Die alleinige Spaltung der verdickten Sehnenscheide, die einige Millimeter betragen kann, genügt vollkommen. Es ist vorteilhaft, die volare Verdickung einige Millimeter weit zu excidieren. Mit zwei Hautnähten wird der Eingriff abgeschlossen. Es folgen Verband und Fingerschiene für einige Tage. Die Nähte werden frühestens am achten oder zehnten Tage entfernt. Nach vierzehn Tagen sind die Patienten wieder arbeitsfähig.

Das Schnellen manifestiert sich besonders am Mittelgelenk der Langfinger oder am Endgelenk des Daumens. Dies verleitet oft den Kranken wie den Ungeübten, hier den Sitz der Affektion zu lokalisieren. Man darf sich dadurch nicht täuschen lassen, sondern muß ohne Ausnahme über den Grundgelenken eingehen.

Beim Sitz der Stenose am unteren Radiusende wird in gleicher Weise das gemeinsame Sehnenfach der beiden genannten Daumensehnen gespalten. Dabei ist Sorge zu tragen, daß der etwas mehr dorsal gelegene Radialisast, Ramus superficialis, N. radialis und die V. cephalica pollicis geschont werden (Abb. 29).

Rezidive nach der Operation treten nicht auf.

c) Dupuytrensche Kontraktur.

Wir verstehen unter dem von *Dupuytren* 1893 beschriebenen Krankheitsbild eine narbenartige Schrumpfung der Palmaraponeurose, die fast ausschließlich bei Männern über 40 Jahren beobachtet wird. Zu Beginn finden wir, meist über dem vierten oder fünften Mittelhandknochen, einen wenig schmerzhaften erbsen- bis bohnengroßen Knoten unter der Haut (Abb. 30). Später wird diese in den schrumpfenden Prozeß einbezogen, wird unverschieblich und zeigt kleine, trichterförmige Einziehungen. Langsam verliert der betroffene Finger seine volle Streckfähigkeit. Im Laufe von Jahren entsteht eine zunehmende Kontraktionsstellung im Grund- und Mittelgelenk. Die Knotenbildung greift dann oft auf das Grundglied des Fingers über.

Die Ursache des Leidens ist noch nicht restlos geklärt. Vererbung und Konstitution stehen nachgewiesenermaßen im Vordergrund. Ein einmaliges Trauma fällt kausal nicht in Betracht, auch eine chronische Schädigung im Sinne einer Berufskrankheit wird mehrheitlich abgelehnt. Histologisch wird der Prozeß als chronische hyperplastische Entzündung mit starker Bindegewebszellvermehrung aufgefaßt.

Die Behandlung im Anfangsstadium, kleine Knotenbildung, geringe Streckhemmung, geschieht am besten mit einer *Radiummoulage* (2 mm Kerr, 0,4 bis 0,6 mcd pro Quadratzentimeter). Es gelingt damit, das unaufhaltsame Fortschreiten des Prozesses zu unterbrechen, oft auch die Knoten in der Handfläche, wenn nicht ganz zum Verschwinden zu bringen, so doch deutlich zu reduzieren. Daher ist die *frühzeitige Behandlung* zu empfehlen. Ist einmal die Haut in größerer Ausdehnung befallen und eine Beugekontraktur aufgetreten, so ist die Radiumbehandlung aussichtslos. Dann kommt nur noch eine Excision der Haut mit der Aponeurose in Frage. Dabei entsteht ein mehr oder weniger großer Hautdefekt, der durch einen Lappen von dem Handrücken aus oder durch Transplantation gedeckt wird. Für den praktischen Arzt kommt dieser Eingriff kaum in Frage. Bei länger dauernder Kontraktur sind die Gelenke meist versteift. Der Zustand ist sehr hinderlich, wenn der Finger fast völlig in die Handfläche eingeschlagen ist. Er bleibt überall hängen und stört den Gebrauch der Hand beim Zufassen beträchtlich. In diesem Falle bleibt nichts anderes übrig als den Finger im Grundgelenk abzusetzen. Die Technik wurde im VII. Kapitel, S. 53, beschrieben.

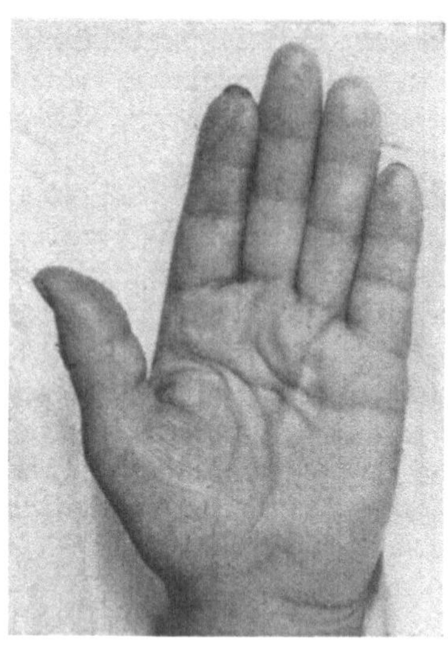

Abb. 30. *Beginnende Dupuytrensche Kontraktur am vierten Finger.* Verwachsung der Palmaraponeurose mit der Haut. Noch keine Streckhemmung. In diesem Stadium ist die *Radiumbestrahlung* angezeigt.

d) Gelenkganglion.

Als Überbein oder Ganglion bezeichnet man umschriebene zystische Bildungen mit gallerthaltigem Inhalt, die an typischen Stellen von der Gelenkkapsel ausgehen. Es handelt sich dabei um eine degenerative Bindegewebsveränderung mit mehrkammerigen Hohlräumen. Erst im späteren Stadium entsteht eine ein-

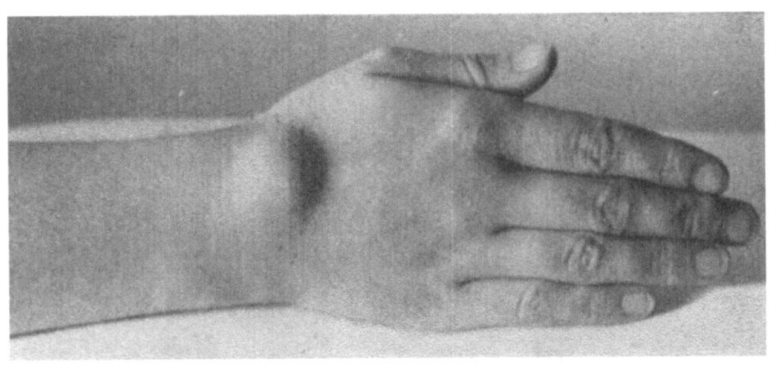

a

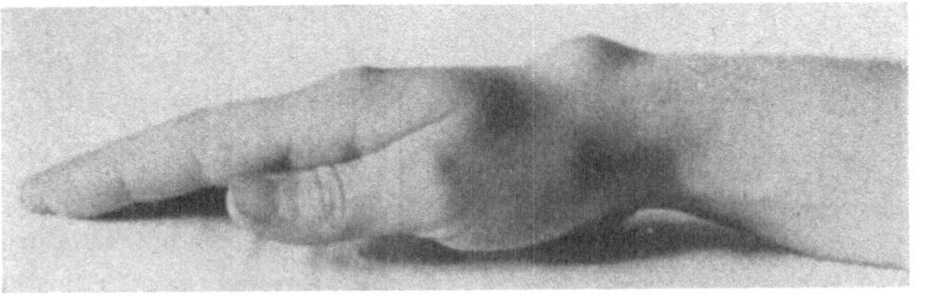

b

Abb. 31 a u. b. Das typische *Ganglion am Handgelenkrücken* nimmt seinen Ausgang von der Gelenkkapsel und beruht auf einer Bindegewebsdegeneration mit meist mehrkammerigen Hohlräumen.

kammerige Höhle durch Verschmelzung der einzelnen Erweichungsherde. Das Ganglion sitzt meist breitbasig der Gelenkkapsel auf, seltener ist es gestielt. Eine Kommunikation mit der Gelenkhöhle wird häufig gefunden. Differentialdiagnostisch sind tuberkulöse Sehnenscheidenentzündungen auszuschließen, die länglich gestellte, oft zwerchsackförmige Vorwölbungen bilden. Auch nicht spezifische Veränderungen der Sehnenscheiden werden beobachtet, die ebenfalls als Ganglien bezeichnet werden. Sie sind im Gegensatz zu den Ganglion der Gelenkkapsel länglich oval und zeigen oft eine gewisse Beweglichkeit bei den Fingerbewegungen.

Ein einmaliges Trauma kommt als Ursache nicht in Frage, obwohl man oft die Angabe hört, daß das Überbein nach einer

Überstreckung oder Distorsion erstmals aufgetreten ist. Man kann sich diesen Vorgang dadurch erklären, daß das bisher in der Tiefe gelegene Ganglion infolge der starken Gelenkbeugung zwischen den Sehnen hindurchgeschlüpft ist und dann als entsprechende Vorwölbung unter der Haut in Erscheinung tritt.

Weitaus am häufigsten finden wir das Überbein am *Handrücken*, vorwiegend bei jüngeren Frauen im zweiten oder dritten Dezennium (70%) (Abb. 31 a, b). Es liegt an der radialen Seite zwischen der Strecksehne des Zeigefingers und dem Extensor carpi radialis brevis. Unter der frei verschieblichen unveränderten Haut fühlt man einen prallen glatten, meist fluktuierenden, runden oder eiförmigen Knoten von Haselnuß- bis Kirschgröße.

Seltener ist es am Fußrücken über den Tarsalgelenken zu beobachten, wo es unter Umständen Pflaumen- bis Eigröße erreichen kann.

Wenn das Ganglion Beschwerden verursacht, besonders wohl infolge seiner Druckwirkung auf die benachbarten Sehnen, ist die Operation angezeigt. Da es sich um einen intraartikulären Eingriff handelt, ist genaueste Asepsis Vorbedingung. Man soll nicht am Abend nach einer großen Sprechstunde mit Behandlung eitriger Wunden operieren, sondern womöglich am Morgen früh. Nach Umspritzung mit Anästhesielösung wird ein Hautschnitt parallel der Spaltrichtung, d. h. am Handrücken wie am Fußrücken in querer Richtung, über der Kuppe der Vorwölbung angelegt. Das Ganglion wird nun nach allen Seiten freipräpariert, wobei oft Adhäsionen oder Verwachsungen mit den benachbarten Sehnen gelöst werden müssen. Nachdem diese beiseite gezogen sind, findet man in ziemlicher Tiefe den meist breitbasigen Ursprung, der von der Gelenkkapsel ausgeht. Man erkennt deutlich den erkrankten Kapselteil, der womöglich mit dem Ganglion entfernt werden soll. Das Gelenk bleibt offen. Von der Wiener Schule, *Neumüller* und *Orator*, wurde vorgeschlagen, das Karpalganglion durch Kreuzschnitt zu eröffnen und die so entstandenen vier Zipfel nach außen mit Knopfnaht zu fixieren, um dadurch die Cyste in das subkutane Gewebe zu drainieren. Diese Methode eignet sich nur für die selteneren einkammerigen Ganglien, sie ergibt aber gute Resultate. Subkutane und Hautnähte schließen den Eingriff ab. Eine Drainage hat selbstverständlich, auch im Falle einer kleinen Blutung, wegen des offenen Gelenkes zu unterbleiben. Eine Schiene für einige Tage ist wünschenswert. Beim Ganglion am Fußrücken sollen die Patienten entsprechend im Bett bleiben.

Konservative Maßnahmen, wie Einspritzung von Flüssigkeiten zum Zwecke der Verödung, z. B. Clauden, geben neben unangenehmen Reaktionen (offene Gelenkkommunikation) unsichere Resultate. Das schon im Mittelalter angewandte Verfahren des Zerklopfens verwenden wir ebenfalls aus diesem Grunde nicht mehr, es ist aber mancherorts noch im Gebrauch.

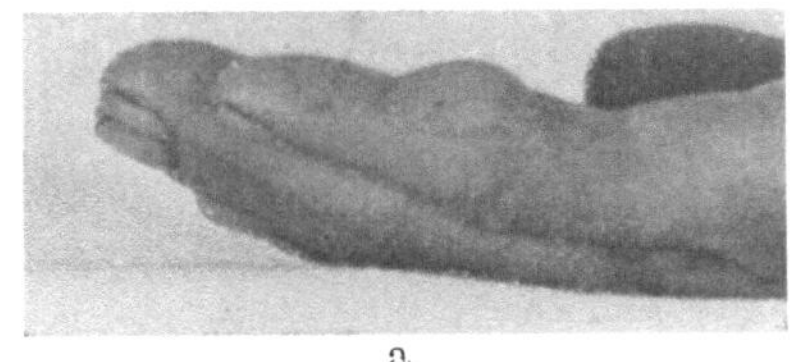

a

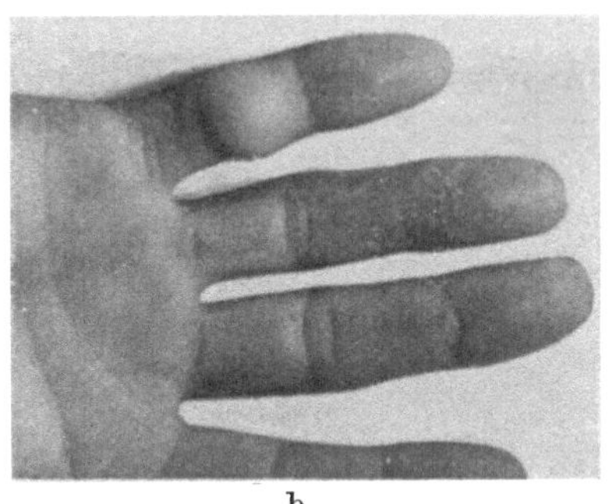

b

Abb. 32 a u. b. *Traumatische Epithelcyste* als Folge einer Verlagerung von Epidermiszellen in die Cutis.

Auch nach sorgfältiger Exstirpation können Rezidive auftreten, weil der degenerative Prozeß von der erhaltenen Kapselpartie weitergeht. Die Rückfallhäufigkeit soll vereinzelt bis 30 und 50% betragen.

Ganglien am Kniegelenk, die vom Meniscus ausgehen — es handelt sich meist um den äußeren —, gehören nicht in die Hand des praktischen Arztes, da bei der Operation unter Umständen das Gelenk eröffnet werden muß.

e) Epithelcysten. — Atherome. — Dermoide.

Epithelcysten.

An der Beugeseite der Finger und in der Hohlhand, seltener an der Streckseite, treten gelegentlich kirschkern- bis bohnengroße, unter der Haut gelegene Schwellungen auf, die beim Fassen von Gegenständen störend wirken. In den meisten Fällen handelt es sich dabei um Folgen einer Hautverletzung — Stich oder Schnitt —, wobei Teile der Epidermis in die Cutis verlagert werden und hier zu runden Cysten im Laufe von Wochen bis Jahren heranwachsen. Im Inneren der kleinen Tumoren finden sich faserig-krümelige, weiße Hornmassen. Diese Gebilde werden als *traumatische Epithelcysten* bezeichnet (Abb. 32 a, b). In seltenen Fällen, besonders wenn eine Verletzung nicht vorgelegen hat, können hier auch *Epidermoidcysten* neoplastischen Ursprungs entstehen (*Rauber*).

Die Excision dieser Cysten macht keine Schwierigkeiten. In Leitungsanästhesie wird ein querer Hautschnitt womöglich in einer natürlichen Hautfalte über der Vorwölbung angelegt. Bei der Ausschälung sind Verwachsungen mit der Haut und den Sehnenscheiden ohne Verletzung der Sehnen scharf zu lösen. Eine bis zwei Hautnähte genügen meist zum Verschluß.

Atherome.

Atherome sind kugelige Cysten, die ihren Lieblingssitz in der behaarten Kopfhaut und am Rücken haben. Im übrigen können sie an allen Körperstellen auftreten, an denen Haare und Talgdrüsen gefunden werden. Einzeln, oft auch in Vielzahl, erreichen sie im Laufe von Jahren Kirsch- bis Eigröße. Es sind daher vornehmlich Erwachsene, die daran leiden. Teils wird angenommen, daß es sich um erworbene Retentionscysten von Talg- und Haarbalgdrüsen handelt, teils die Meinung vertreten, daß diese Gewächse aus intrauterin versprengten Epithelzapfen echte Geschwülste — Epidermoidcysten — darstellen. Der Inhalt besteht aus eingedickten weißlichen Talgmassen. Die Haut über dem Atherom ist meist atrophisch, haarlos und nicht abhebbar. Nur wenn die Atherome eine gewisse Größe — Kirschgröße oder mehr — erreicht haben, rücken sie mehr in die Tiefe, so daß dann der Zusammenhang mit der Haut verlorengehen kann. Gegen die Unterlage sind sie gut verschieblich. Infolge der straffen Wandfüllung fühlen sie sich derb an, bei größeren Atheromen findet sich eine teigige, plastische Konsistenz.

Da die Atherome oft mechanisch hinderlich sind — Hängenbleiben beim Kämmen, Reibungen durch die Kleider am Rücken —, sollen sie excidiert werden. Nach Umspritzung von zwei Hautquaddeln aus wird ein ovalärer Hautschnitt in der Hautspaltrichtung gemacht, der die mit der Haut verwachsene Kuppe des Atheroms umschneidet (Abb. 4). Durch Spreizen der geschlossenen stumpfen Schere gelingt es leicht, die glatte Oberfläche der Geschwulst von ihren lockeren Verwachsungen allseitig zu lösen, ohne sie zu eröffnen. Ein Gefäßstiel fehlt. Wenn man sich nahe an die Atheromwand hält, treten keine größeren Blutungen auf. Blutstillung ist daher nicht nötig. Wurde das Atherom versehentlich eröffnet oder ist es geplatzt, so muß darauf geachtet werden, daß sämtliche Balgreste entfernt werden, da sonst Rezidive auftreten. Mit einigen Hautnähten und einem Kompressionsverband wird der Eingriff beendet.

Beim *infizierten Atherom* verzichten wir auf die Excision, sondern begnügen uns damit, die Cyste weit zu eröffnen und zu entleeren. Manchmal gelingt es nach einigen Tagen, den Balg mit einer Pinzette herauszunehmen. Andernfalls wird man nach Abklingen der Infektion das Atherom excidieren. Gelegentlich, besonders wenn sich die Cyste ungenügend entleeren konnte, kann man langdauernde Fisteln beobachten, die erst nach Entfernung der Wandung zur Ausheilung kommen.

Dermoide.

Als Dermoide bezeichnet man angeborene Cysten, die von verlagerten Hautkeimen abstammen und in ihrem Innern neben abgestoßenen Zellmassen Haare und auch andere Hautabkömmlinge aufweisen. Sie werden subkutan sowie in den meisten Organen und Körperhöhlen gefunden, besonders an Stellen, wo während der Embryonalzeit Spalten und Furchen bestanden haben. Am Kopf sehen wir sie bei Kindern am oberen äußeren Orbitalrand, am Nasenaugenwinkel, über der Glabella und am Warzenfortsatz. Infolge Druckwirkung können Arrhosionen des Knochens auftreten, weshalb ein Röntgenbild nicht unterlassen werden soll. Äußerlich sind die Dermoide an ihrer halbkugeligen Vorwölbung zu erkennen, wobei die Haut frei verschieblich ist.

Die Excision soll vom praktischen Arzt nur dann vorgenommen werden, wenn Komplikationen von Seiten des Knochens und des Facialis nicht zu erwarten sind. Von einem Hautschnitt parallel zur Spaltrichtung lassen sie sich unschwierig ausschälen.

Größere allgemeine Bedeutung haben infolge ihrer Häufigkeit die *Sacraldermoide.* Mit diesem klinischen Sammelbegriff werden Hauteinziehungen in der Mittellinie, am häufigsten am oberen Ende der Gesäßfalte über der unteren Kreuzbeingegend, bezeichnet (Abb. 33). Diese Grübchen, Foveolae, finden sich einzeln oder in Mehrzahl, enden blind oder lassen sich mit der Sonde in die Tiefe verfolgen, wo subkutan sackartige Räume von Erbsen- bis Pflaumengröße bestehen. Klinisch in Erscheinung treten diese an sich harmlosen Sacraldermoide erst, wenn eine Infektion hinzukommt. Wir finden dann entzündliche Infiltrate

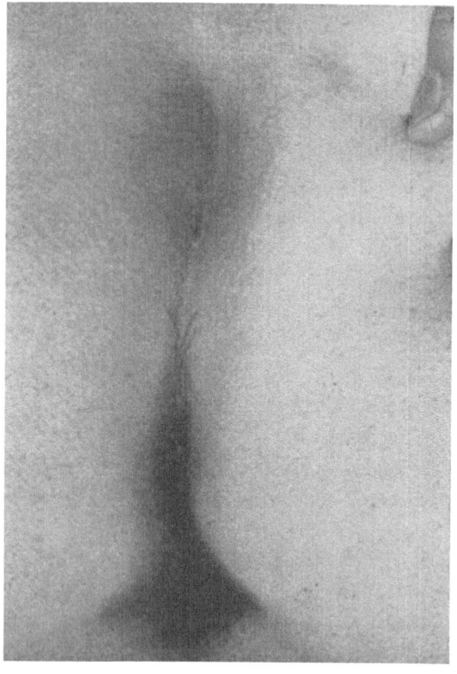

Abb. 33. Sacraldermoid, grübchenförmige Hauteinziehung, Foveola, in der Mittellinie.

oder Abscesse mit den entsprechenden lokalen und allgemeinen Erscheinungen. Spontane Perforationen liegen oft seitlich der Medianlinie. Langwierige Fistelbildungen sind häufig. *Bei jeder Entzündung, Abscedierung oder Fistel über der Sacrococcygealgegend muß man daher immer ursächlich das Sacraldermoid berücksichtigen* (*Winterstein*). Die Affektion tritt am häufigsten im Alter von 20 bis 25 Jahren erstmals auf und kann sich rezidivierend über Jahre hinziehen. In 75% ist das weibliche Geschlecht befallen, wobei bemerkenswert ist, daß die Beschwerden oft während der Menstruation auftreten. Eine mechanische Reizung durch die Binde spielt dabei wohl die Hauptrolle.

Im Stadium der Absceßbildung kommt nur die Incision in Frage. Daß damit keine endgültige Heilung erzielt werden kann, ist nach dem pathologisch-anatomischen Befund verständlich. Mit Rezidiven nach der Absceßspaltung muß daher gerechnet werden.

Die Excision hat zum Ziele, die im subkutanen Gewebe gelegenen Epithelgänge und Cysten zu entfernen. In allgemeiner Narkose oder, wenn der Entzündungsprozeß dies gestattet, in Lokalanästhesie werden die Foveolae knapp umschnitten und das Sacraldermoid sorgfältig entfernt. Manchmal reicht es bis zum Kreuzbein. Es dürfen keine Reste zurückbleiben. Besteht eine Fistel, so kann nach Füllung mit einer Farbstofflösung, z. B. Methylenblau, der Gang mit seinen Ausläufern zur Darstellung gebracht werden. Die Wunde wird drainiert und mit tiefgreifenden Hautnähten locker geschlossen. Gelegentlich heilen die Wunden infolge der mehr oder weniger virulenten Infektion per secundam. Primärheilungen sind jedoch keine Ausnahmen.

f) Lipome. — Fibrome. — Hämangiome.

Lipome.

Das wichtigste Erkennungszeichen einer Fettgeschwulst ist neben der charakteristischen weichen Konsistenz der lappige Bau, der durch bindegewebige Septen entsteht. Die Lipome finden sich einzeln oder in Mehrzahl im subkutanen Gewebe der verschiedensten Körperregionen, hauptsächlich am Hals, Nacken, Rücken und in der Schultergegend (Abb. 34 a, b). Sie erreichen Ei- bis Faustgröße. Neben kosmetischen Gründen können mechanische Störungen, wie Reibungen von Kleidern, unter Umständen auch Druck auf größere Nerven, Anlaß zur Exstirpation geben. Differentialdiagnostisch ist zu beachten, daß die weiche Beschaffenheit eine Pseudofluktuation zur Folge hat, die z. B. mit einem kalten Absceß nicht zu verwechseln ist. Für den praktischen Arzt kommt nur die Excision vereinzelter umschriebener Lipome in Frage. Diffuse Fettansammlungen im Nacken, der sogenannte Madelungsche Fetthals, sowie die *multiple Lipomatose* geben zumeist keinen Anlaß zur Operation. Bei schmerzhaften Lipomen, wie sie bei der *Lipomatosis dolorosa* (Dercumsche Krankheit) gefunden werden, ist eine wiederholte Anästhesierung zu empfehlen.

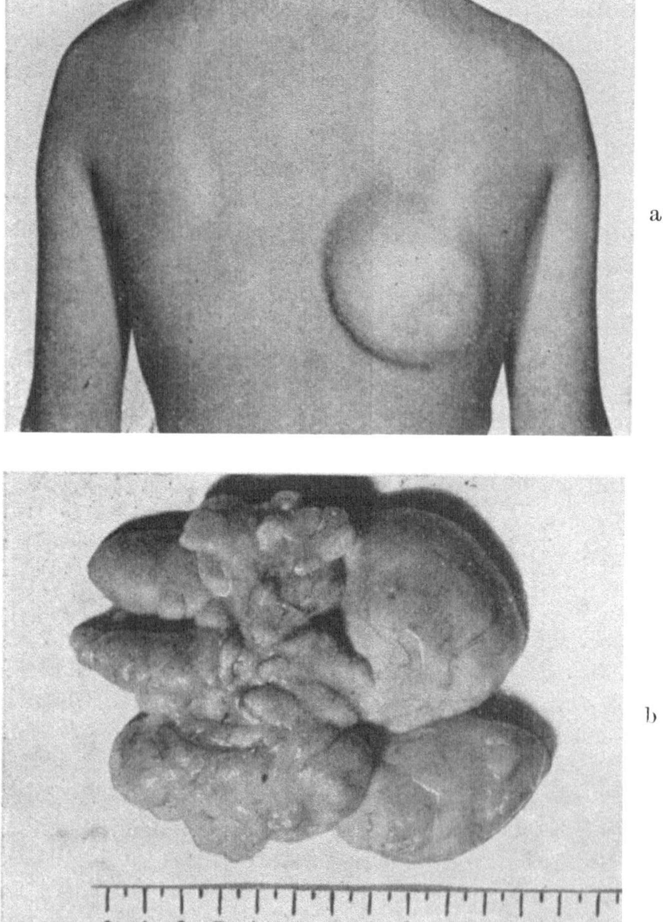

Abb. 34 a u. b. *Größeres Lipom am Rücken* mit dem typischen Läppchenbau, der es gegenüber dem normalen Fettgewebe abgrenzt.

Die Ausschälung des Lipoms erfolgt in Lokalanästhesie. Die Haut wird über der Kuppe gespalten. Die Fettgeschwulst ist gegenüber dem übrigen Fettgewebe an ihrer etwas helleren

Farbe kenntlich und läßt sich meist mühelos durch ihre bindegewebige Kapsel von der Umgebung abgrenzen. Die zahlreichen kleinen, zu den einzelnen Septen führenden Gefäße müssen sorgfältig ligiert werden, will man keine Nachblutung entstehen lassen. Bei größeren Geschwülsten empfiehlt sich daher ein Blutungsdrain für 24 Stunden, bei kleineren genügt ein Kompressionsverband.

Fibrome.

Reine Bindegewebsgeschwülste der Cutis oder Subcutis werden als Fibrome bezeichnet. Ihre Konsistenz ist derb. Die Gewächse sind gegen Haut und Unterlage verschieblich und erreichen meist nur Kirsch- bis Walnußgröße. Gelegentlich kann durch Ausziehung der Haut ein Stiel gebildet werden, so daß ein *Fibroma pendulum* entsteht (Abb. 35). Multiple Fibrome, in Verbindung oft mit Störungen der Hautpigmentierung, finden sich bei der *Neurofibromatosis Recklinghausen*. Plötzliches Wachstum und Fehlen der glatten Begrenzbarkeit sind die Zeichen des seltenen Fibrosarkoms.

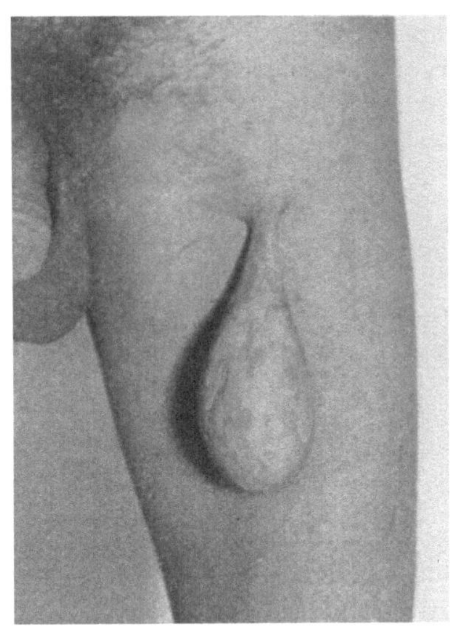

Abb. 35. *Fibroma pendulum* am Oberschenkel. Hier genügt die Abbindung an der Basis des Stieles. Sitzt es breit auf, wird es ovalär exzidiert.

Mechanisch bedingte Reizungen lassen gelegentlich die Excision ratsam erscheinen, die gleich wie beim Lipom durchgeführt wird. Beim Fibroma pendulum genügt es, den Stiel an der Basis zu unterbinden, um das Gewächs nach wenigen Tagen zum Abfallen zu bringen. Bei breitem Stiel umschneidet man ein ovaläres Hautstück. Auch hier ist auf eine genaue Blutstillung zu achten.

Hämangiome.

Gefäßgeschwülste, gleich ob es sich um ein Angioma simplex oder ein kavernöses Angiom handelt, sind an ihrer roten bis blauroten Färbung, ihrer unterschiedlichen Füllung und Auspreßbarkeit mit dem Glasspatel zu erkennen (Abb. 36). Unter Bevorzugung des weiblichen Geschlechts finden wir sie hauptsächlich an Kopf, Wangen, Lippen und am Nasenflügel, seltener an den Fingern. Beim Kleinkind ist die Behandlung der Wahl heute die Radiumbehandlung. Da sie nur beim wachsenden Hämangiom wirksam ist, sollen die Kinder möglichst früh der Bestrahlung zugeführt werden. Kleinere Blutgeschwülste können auch excidiert werden,

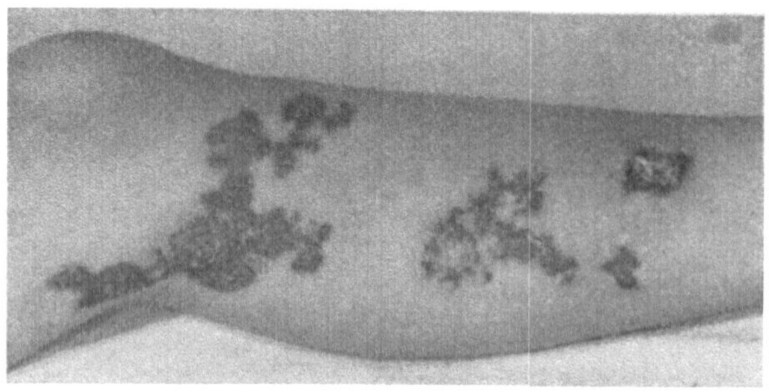

Abb. 36. *Hämangiom* (am Unterschenkel), das beim Kleinkind frühzeitig mit einer Radiumbestrahlung zum Verschwinden gebracht werden kann.

falls keine nachteiligen Narben entstehen. Doch ist die ambulante Operation im allgemeinen eher abzuraten, da bei unvorhergesehener Ausdehnung in die Tiefe die genaue Blutstillung erhebliche Schwierigkeiten bereiten kann. Wiederholte Stichelungen mit der elektrischen Nadel oder Vereisungen mit Kohlensäureschnee gehören in die Hand des Facharztes.

g) Malignome.

Die operative Behandlung bösartiger Geschwülste gehört nicht in das Gebiet der kleinen Chirurgie. Darüber soll hier auch nicht gesprochen werden. Für den Praktiker wichtig ist jedoch die Frage der

Probeexcision.

Im folgenden sollen einige allgemeine Richtlinien gegeben werden.

Die Probeexcision ist ein kleiner chirurgischer Eingriff, der wie jede andere Operation unter strengen aseptischen Kautelen zu erfolgen hat. Denn tritt im Anschluß an eine Biopsie eine

Infektion des Tumorgebietes auf, so bedeutet dies eine ernste Gefährdung, da einerseits die radikale Operation nicht mehr rechtzeitig oder nur mit größerem Risiko ausgeführt werden kann, anderseits die Strahlenbehandlung unter wesentlich ungünstigeren Bedingungen ausgeführt werden muß. Das Tumorgewebe ist zudem infolge gestörter Zirkulation, die bis zur Nekrose führen kann, gelegentlich sehr wenig resistent gegenüber Bakterien. Die Gefahr ist um so größer, wenn es nach der Probeexcision zu einer Blutung kommt.

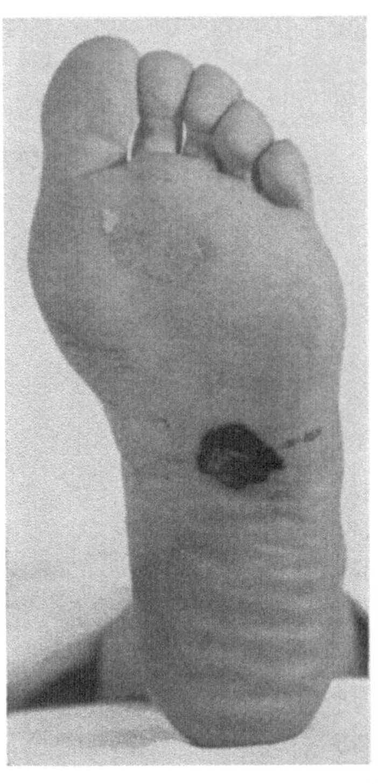

Abb. 37. Das besonders bösartige *Melanom* an der Fußsohle gehört wie die malignen Melanome anderer Lokalisation in die Hand des Facharztes, der weit im Gesunden ohne Rücksicht auf den Hautverschluß excidieren und die regionären Lymphknoten ausräumen wird.

Es ist vielfach behauptet worden, daß das Anoperieren eines Malignoms ein „Wildwerden" zur Folge habe. Darunter versteht man rascheres lokales Wachstum und schnellere Metastasierung. Ein exakter wissenschaftlicher Beweis dafür konnte bisher nicht erbracht werden, so daß im allgemeinen diese Gefahr nicht zu hoch eingeschätzt werden darf. Mit ganz wenigen Ausnahmen ist daher die Probeexcision als ungefährlich zu bezeichnen. Mehr Bedeutung ist dem psychologischen Faktor zuzumessen. Die Biopsie wird von ängstlichen Patienten oft als eigentliche Operation empfunden. Sie sind daher schwer zu überzeugen, daß noch eine zweite Behandlung, Radikaloperation, Drüsenausräumung, Bestrahlung, nötig ist. Das Warten im Ungewissen, bis das Ergebnis der histologischen Untersuchung bekannt ist, bedeutet zudem eine nicht unerhebliche psychische Belastung. Aus diesen Gründen, nicht wegen der sehr unbestimmten Gefahr der Wachstumssteigerung, soll womöglich die Probeexcision unmittelbar vor dem radikalen Eingriff erfolgen. Dies gilt vor allem für den *Krebs der weiblichen Brustdrüse.* Nur in Ausnahmefällen, wenn aus irgend welchen Gründen dieses Vorgehen nicht möglich ist, soll die Probeexcision beim Mamma-Ca vom praktischen Arzt vorgenommen werden. Auch dann soll man bestrebt sein, die Exstirpation des Tumors möglichst bald ausführen zu lassen. Ein Intervall von ein bis zwei Wochen ist jedoch nicht als schädlich aufzufassen. Beim *malignen Melanom* liegen die Verhältnisse anders. Hier handelt es sich um einen mechanisch sehr leicht lädierbaren, empfindlichen Tumor, der unbedingt von jedem „Anoperieren" verschont werden muß (Abb. 37). Diese Kranken gehören in eine Klinik, wo zusammen mit der Tumorexcision gleichzeitig die regionäre Drüsenausräumung erfolgen kann. Auch bei einem verdächtigen *Naevus* soll die Ausschneidung weit im Gesunden, mindestens 1 bis 2 cm vom Rande entfernt, erfolgen (Abb. 38). Die histologische Untersuchung darf trotzdem nicht unterlassen werden! Denn finden sich Anhaltspunkte für ein bösartiges Wachstum, so muß die Drüsenausräumung nachfolgen (*Miescher* und *Schürch*). Die Strahlenbehandlung versagt.

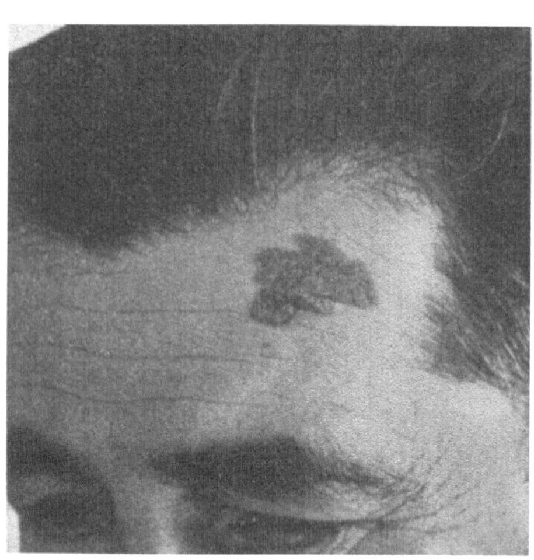

Abb. 38. *Hautnaevus* an der Stirne. Die Exzision soll womöglich im Gesunden erfolgen.

In allen Fällen, wo ein exulcerierter Tumor vorliegt, kann die Probeexcision unbedenklich ausgeführt werden. Meist bedarf es hierzu keiner Anästhesie. Mit einer Schere, dem Messer oder dem Luerschen Hohlmeißel, womöglich mit dem elektrischen Messer, wird ein genügend großes Stück aus der Geschwulst herausgeschnitten. Die Blutung steht in der Regel nach digitaler Kompression. Unter Umständen führt eine Tamponade während 24 bis 48 Stunden zum Ziel.

Kleine Hautkrebse, vor allem die relativ gutartigen Basalzellenkrebse, werden mindestens 1 cm im Gesunden umschnitten. Hier ist die richtig ausgeführte Probeexcision zugleich die Therapie. Voraussetzung ist, daß sich der Tumor in einer Gegend findet, in der die Excision ohne kosmetischen Nachteil möglich ist. Sonst ist die Strahlenbehandlung vorzuziehen.

Das *Basaliom,* auch Ulcus rodens genannt, ist ein kleines Geschwür mit wallartigem, derbem Rand, das im Zentrum Neigung zu Narbenbildung aufweist, unter dem Rande jedoch weiterwächst. Früh erkannt und richtig behandelt, kann es mit großer Zuverlässigkeit, sei es durch Excision, sei es durch Bestrahlung, geheilt werden, da es praktisch *nie* Metastasen setzt. Es findet sich meist bei älteren Leuten an der Wange, Stirn, Nase und den Augenlidern, selten am Handrücken.

Kleine Carcinome der Lippen und *der Zunge* sollen nicht excidiert werden, sondern gehören in die Hand des Röntgenarztes, der eine Radiumbehandlung durchführen wird. Denn hier handelt es sich um Plattenzellcarcinome mit wesentlich stärkerer Tendenz zur Metastasierung, so daß auch das regionäre Drüsengebiet prophylaktisch behandelt werden muß (Drüsenausräumung, Bestrahlung). Die Probeexcision ist daher in diesen Fällen nicht gleichzeitig Behandlung.

Zum Schluß ist noch auf einen Umstand aufmerksam zu machen. Nicht selten wird bei der Biopsie ein zu kleines Gewebsstück entfernt, so daß der Pathologe keine sichere Diagnose abgeben kann. Es ist daher darnach zu trachten, eine genügend große Geschwulstpartie zu excidieren, mindestens von der Größe von 0,5 bis 1 cm. Da solche kleinen Gewebsstücke rasch eintrocknen und die Untersuchung dann unmöglich ist, müssen sie in eine Fixationslösung, am besten 4%iges Formalin, bis zur Verarbeitung eingelegt werden. Die genaue Beschriftung des Begleitzettels mit klinischen Angaben und Entnahmestelle erleichtert dem Pathologen seine Aufgabe wesentlich.

IX. Schleimbeutelaffektionen.

Unter den zahlreichen Schleimbeuteln des menschlichen Körpers spielen die zwischen Haut und exponierten Knochenstellen gelegenen Bursae in der kleinen Chirurgie die Hauptrolle.

Es sind dies vor allem die Bursa olecrani und praepatellaris. Verschiedene Veränderungen nach Verletzungen und Entzündungen erfordern unser Interesse.

Bursa olecrani.

An Bedeutung steht der Schleimbeutel des Olecranons obenan, da Läsionen hier am häufigsten vorkommen (*Rauber*). Nach *Kontusionen* der Ellbogengegend beobachtet man in der Regel einen Erguß, der teils serös, teils blutig sein kann. Wir finden eine pflaumen- bis apfelgroße Vorwölbung der Haut, die deutlich fluktuiert und nur mäßig schmerzhaft ist. Unfallmedizinisch stellt sich die Frage, ob der Schleimbeutel vor der Quetschung gesund war oder ob Wandverdickungen vorbestanden haben. Die Untersuchung der anderen Seite soll nicht unterlassen werden.

Sich selbst überlassen, resorbieren sich die Ergüsse im Schleimbeutel sehr langsam, da ständig neue Traumatisierungen dieser exponierten Stelle erfolgen. Es entstehen schon bald Wandverdickungen und Reiskörperchen als Zeichen der chronischen Entzündung, die ihrerseits die Resorption verzögert.

Aus diesem Grunde soll man mit der Entleerung des Ergusses durch *Punktion* nicht zu lange zuwarten. Am besten punktiert man nach drei bis vier Tagen. Man verwendet dazu eine nicht zu dünne Nadel. Bei empfindlichen Patienten empfiehlt sich vorher eine Anästhesierung der Einstichstelle mit einer Hautquaddel oder Kelen. Am besten punktiert man von der intakten Haut, also seitlich von der Bursa aus, um einer Fistel vorzubeugen. Um Nachblutungen zu vermeiden, soll man in den ersten 48 Stunden auf eine Punktion verzichten. Zusätzlich wird man feuchte Verbände, Antiphlogistin oder Ichthyol anwenden und dabei zugleich für eine gute Polsterung sorgen. Die Punktionen müssen meist einige Male wiederholt werden, bis die Bursa trocken bleibt.

Besonders häufig kommt es zu *offenen Verletzungen*, meist Rißquetschwunden, im Anschluß an einen Sturz auf den gebeugten Ellbogen. Die Kommunikation mit der Außenwelt schafft eine große Wundtasche, in der sich sehr leicht Eitererreger ansiedeln können. Unbehandelt entwickeln sich daraus nicht selten schwere Phlegmonen oder langwierige Fisteln. Der beste Weg, derartige Komplikationen zu verhüten, ist die Exstirpation bei der *Friedrich*schen *Wundexcision*. Oft läßt sich die Eröffnung des Schleimbeutels erst während der Operation erkennen. Man muß besonders darauf achten, daß die ganze recht dünne Bursawand mitsamt ihrer dem Olecranon unmittelbar aufliegenden Hinterfläche sauber entfernt wird. Bleiben Reste zurück, so bilden sich häufig Fisteln. Bei einer kleinen Hautverletzung ist es nötig, den Hautschnitt seitlich zu erweitern, um genügenden Zugang zu bekommen. Am Schluß der Ausschneidung soll eine glatte, saubere Wundfläche vorliegen. Die ziemlich starke Blutung ist exakt zu stillen, sonst

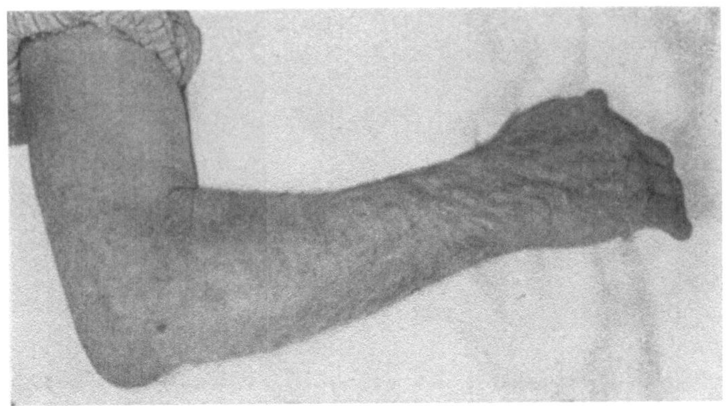

Abb. 39. Bursitis olecrani mit Reizerguß.

muß man Nachblutungen gewärtigen. Die Haut wird primär genäht und ein Gummi- oder Glasdrain für 24 bis 48 Stunden eingelegt, um dem sich regelmäßig bildenden Wundsekret Abfluß zu schaffen. Eine Ruhigstellung mit Kramer- oder Gipsschiene ist unbedingt nötig. Sie soll in der Regel über die Nahtentfernung hinaus bis zum zehnten oder vierzehnten Tage beibehalten werden.

Ist die Zeit für die primäre Wundversorgung — Sechsstundengrenze — bereits überschritten, so ist nach dem Wundverband auch hier der Ellbogen ruhigzustellen, um einer Infektion vorzubeugen.

Die *akut-entzündliche Bursitis* entwickelt sich nach einer akzidentellen Eröffnung oder nach Verletzungen der näheren oder weiteren Umgebung. Geringfügige Schürf- und Kratzwunden am Ellbogen selbst, Furunkel am Vorderarm oder Panaritien können auf dem Lymphwege die Infektion herbeiführen (Abb. 39). Auffallend ist oft die Raschheit einer solchen sekundären Entzündung, die gegenüber dem unbedeutenden primären Herd das Krankheitsbild weitgehend beherrschen kann. Selten sind metastatische Infektionen auf dem Blutweg bei schweren Pyämien.

Klinisch finden wir eine ödematöse Schwellung über dem Olecranon. Im Anfangsstadium, solange die Infektion auf die Bursa beschränkt ist, lassen sich die charakteristische Vorwölbung, Rötung, Überwärmung und Fluktuation leicht feststellen. Bei längerem Bestehen greift die entzündliche Infiltration

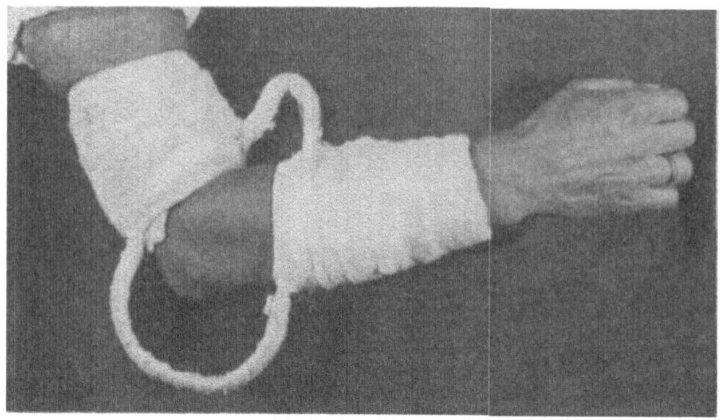

Abb. 40. Bügelgipsverband, der bei konsequenter Ruhigstellung die Wundbehandlung der infizierten Bursa ermöglicht. Der Fingerring ist zu entfernen.

auf die Umgebung über, so daß die Bursa als Ausgangspunkt oft kaum mehr zu erkennen ist. Die Streckseite des Ellbogengelenkes Vorder- und Oberarm kann eine mächtige unförmige Schwellung als Zeichen einer ausgedehnten Phlegmone aufweisen. Das Gelenk steht in leichter Beugestellung, die Bewegungen sind schmerzhaft. Hohes Fieber fehlt selten. Durch Übergreifen auf das Olecranon entwickelt sich eine Periostitis oder Osteomyelitis. Das Gelenk selbst kann in seltenen Fällen vereitern. *Dimtza* hat auf solche schwere Komplikationen hingewiesen, bei denen zum Teil amputiert werden mußte.

Ist man sich anfänglich nicht klar, ob ein Exsudat serös oder bereits eitrig ist, so wird man zuerst die Bursa punktieren und das weitere Vorgehen vom Aussehen des Punktates, eventuell auch vom bakteriologischen Befund, abhängig machen.

Die *Behandlung* der eitrigen Bursitis kann nur in einer *frühzeitigen Eröffnung* bestehen. Im Äther- oder Kelenrausch oder in einer intravenösen Narkose wird zu beiden Seiten des Schleimbeutels ein Längsschnitt angelegt, die Bursa eröffnet und mit einem Gummidrain für genügenden Abfluß gesorgt. Schnitte über der Bursakuppe sind ungünstig wegen langer Heilungsdauer und schlechter empfindlicher Narbenbildung. Das Gelenk ist bis zum Abklingen der akuten Entzündungserscheinungen ruhigzustellen. Der Drain wird nach drei bis fünf Tagen entfernt. Ist schon die Umgebung der Bursa vom Eiterprozeß befallen, so ist eine spezialärztliche Behandlung zu empfehlen, da oft erst ausgedehnte Incision am betreffenden Gliedabschnitt die Progredienz aufhalten kann. Unter Umständen wird eine Penicillinbehandlung ernstere Komplikationen, wie Knochen- oder Gelenkeiterungen, verhüten können. Die Abheilung größerer Wundflächen braucht oft mehrere Wochen. Durch eine völlige Ruhigstellung mittels Gipsverband läßt sich der Verlauf wesentlich abkürzen. Bewährt hat sich zu diesem Zwecke der *Bügelgipsverband*, mit dem sich trotz der konsequenten Fixation die Wundbehandlung ungestört durchführen läßt (Abb. 40).

Häufig wird den praktischen Arzt die *chronische Bursitis olecrani* beschäftigen. Sie ist kenntlich durch eine mehr oder weniger starke Wandverdickung, durch leistenförmige Auflagerungen der Hinterfläche und durch frei bewegliche Reiskörperchen. Es handelt sich dabei um einen chronisch entzündlichen Prozeß mit Fibrinausscheidung, der durch fortgesetzte minimale Traumatisierung, wie z. B. Aufstützen des Ellbogens bei der Arbeit, angeregt und unterhalten wird. Eine Tuberkulose kommt praktisch kaum jemals in Betracht.

Die chronische Bursitis verursacht in der Regel keine Beschwerden. Erst nach einer Quetschung infolge Anstoßens oder Fall auf den Ellbogen entsteht ein Reizerguß, der schmerzhaft sein kann und daher behandelt werden muß. Bei einem frischen Erguß wird man zuerst eine Punktion versuchen und dabei ein seröses Exsudat finden. Von der Einspritzung verödender Flüssigkeiten, z. B. Clauden, haben wir selten Gutes gesehen und raten daher von einem solchen Versuch ab. Kommt es nach einigen Punktionen immer wieder zur Exsudatbildung, so ist die Operation das beste Verfahren, den Verlauf einer chronischen Schleimbeutelentzündung abzukürzen. Der Eingriff hat zum Ziel, die gesamte Bursa zu entfernen.

Die Operation wird unter strenger Asepsis in Lokalanästhesie durchgeführt. Das Bursagebiet wird seitlich umspritzt. Der Hautschnitt wird so geführt, daß er nicht über das Olecranon zu liegen kommt, da eine Narbe direkt über dem Knochen oft sehr hinderlich sein kann. Es ist deswegen ein seitlich gelegener, bogenförmiger Schnitt vorzunehmen (Abb. 41 a). Die bedeckende Haut ist oft recht dünn und mit der Bursawand stark verwachsen.

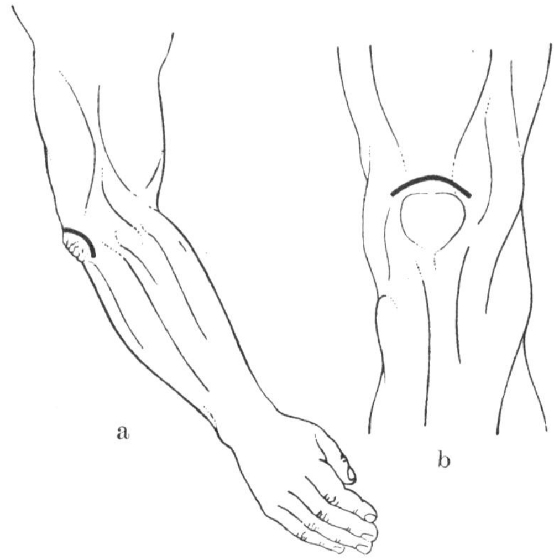

Abb. 41 a u. b. Schnittführung zur Bursaexstirpation. a Bogenförmiger Schnitt radial vom Olecranon. b Bogenförmiger Schnitt am oberen Rande der Kniescheibe.

Die Ablösung muß daher scharf erfolgen unter sorgfältiger Schonung der Haut. Nachdem auch die seitliche Begrenzung auspräpariert ist, löst man die Hinterwand vom Knochen ab. Hier finden wir häufig ebenfalls innige Verwachsungen, die sich gelegentlich nur unter Eröffnung des Schleimbeutels lösen lassen. Dies ist an und für sich kein Nachteil, doch muß man darauf achten, alle Reste der Wandung sorgfältig wegzunehmen, sonst sind Rezidive zu gewärtigen. Unebenheiten über dem Olecranon sind zu glätten. Verbindungen des Schleimbeutels mit dem Gelenk sind nicht zu erwarten. Ein Gummidrain wird für 24 bis 48 Stunden aus dem unteren Wundwinkel herausgeleitet, um Serome in der Wundhöhle zu vermeiden. Hautnaht. Das Ellbogengelenk wird auf einer

Kramer- oder Gipsschiene für zehn bis vierzehn Tage ruhiggestellt.

Die chronische Bursitis ohne Erguß, also lediglich mit Leistenbildung und Reiskörperchen, heilt meist nach Behandlung mit feuchten oder Salbenverbänden so weit ab, daß die Schmerzen verschwinden. Ein Polsterverband während einiger Zeit schützt vor Rezidiven.

Bursa praepatellaris.

Im wesentlichen sehen wir an diesem Schleimbeutel die gleichen Veränderungen, wie sie bereits bei der Bursa olecrani geschildert

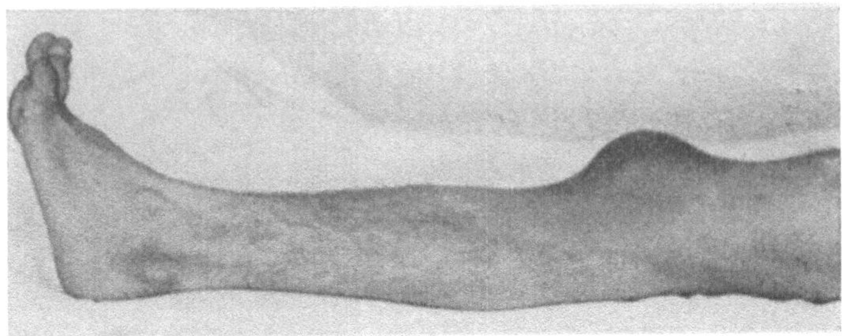

Abb. 42. Akute metastatische Bursitis praepatellaris nach Infektion über der Achillessehne.

wurden. Bei einer traumatischen Eröffnung ist besonders darauf zu achten, ob das Kniegelenk nicht verletzt ist. Denn dies bedeutet eine schwere Komplikation, die die sofortige Hospitalisation des Patienten erfordert. Die chronische Bursitis praepatellaris finden wir symmetrisch besonders bei Leuten, die bei der Arbeit vorwiegend knien müssen, z. B. bei Plattenlegern, Putzfrauen usw. Sie fällt hier daher oft unter den Begriff der Berufskrankheit. Bei der Exstirpation der Bursa ist ein bogenförmiger Schnitt am oberen Rande der Kniescheibe vorzuziehen (Abb. 41b). Nach der Operation soll der Kranke für acht bis zehn Tage das Bett hüten, anders läßt sich die Ruhigstellung nicht mit genügender Zuverlässigkeit gewährleisten. Handelt es sich um eine chronische Bursitis als Berufskrankheit, so muß man oft ein Lederpolster verordnen, um häufigen Rückfällen vorzubeugen. Metastatische Entzündungen können nach scheinbar harmlosen Infektionen im Fußbereich auftreten (Abb. 42).

Andere Schleimbeutelaffektionen.

Chronische Bursareizungen mit entsprechenden Beschwerden und Ergüssen beobachtet man nicht selten. Ihre Behandlung wird vorwiegend konservativ sein: Ruhigstellung, Ichthyol, Jodalsalbe, feuchte Verbände. Eine Exstirpation durch den praktischen Arzt wird eine Ausnahme bedeuten. Anzuführen sind in diesem Zusammenhang die Bursitis infrapatellaris, die unter dem Ligamentum patellae proprium liegt, die Bursitis malleoli externi oder interni, welche heute im Zeitalter des Skifahrens — eng gebundene Schuhe — keine Seltenheit darstellt und die Bursitis hallucis valgi. Bei letzterer Affektion nützt die Bursaexstirpation allein nichts. Um die Beschwerden zu beseitigen, ist die Stellungskorrektur der Großzehe notwendig, die nicht mehr in das Kapitel der kleinen Chirurgie gehört. Die Abmeißelung der Exostose allein ist als ungenügend abzulehnen.

X. Akute, eitrige Infektionen.

Verschiedene Ursachen können das Eindringen von Eitererregern zur Folge haben. Neben Verletzungen der äußeren Haut, deren Bedeutung im Abschnitt der akzidentellen Wunden dargestellt wurde, können auch mechanische Vorgänge den Durchtritt von Bakterien durch die unverletzte Haut bedingen, z. B. Reibungen, Hautblasen usw. Als Erreger kommen in erster Linie die Staphylokokken und Streptokokken, selten Gasbrandbacillen in Betracht. Zahl und Virulenz der Bakterien einerseits und die Abwehrkräfte des Körpers anderseits sind maßgebend für die Entstehung und den Verlauf der Infektion. Die Abwehrkräfte sind in den einzelnen Körperregionen verschieden nach der lokalen Widerstandsfähigkeit des betreffenden Gewebes, sie sind aber auch abhängig vom Allgemeinzustand. Ein Gesäßfurunkel ist grundverschieden von einem Gesichtsfurunkel oder einem Panaritium. Unterernährung, Vitaminmangel, Erschöpfungszustände und Stoffwechselstörungen, vor allem Diabetes, disponieren zu eitrigen Infektionen. Wir müssen daher bei der lokalen Behandlung immer den Gesamtorganismus im Auge behalten. Bei jeder pyogenen Infektion ist die Untersuchung des Urins auf Zucker nie zu unterlassen.

a) Furunkel und Karbunkel.

Unter den verschiedenen Staphylokokkenerkrankungen der Haut, wie Impetigo contagiosa, Folliculitis, Sycosis barbae usw., ist der Furunkel die häufigste Affektion. Es handelt sich dabei um eine eitrige Entzündung im Bereich eines Haarbalges oder einer Talgdrüse. Wir finden die bekannten Zeichen der Entzündung: Vorwölbung, Rötung, Überwärmung, Spannungsgefühl und Schmerzen. An der Kuppe bildet sich nach wenigen Tagen ein kleiner nekrotischer Pfropf, in dessen Mitte sich ein Haar findet. Die Umgebung ist durch ein kollaterales Ödem geschwollen. Ungefähr nach einer Woche stößt sich der Pfropf ab, so daß der Eiter aus der Tiefe abfließen kann. Furunkel können an allen Körperstellen auftreten. Ihr Lieblingssitz findet sich an Orten, die mechanischen Reizungen ausgesetzt sind: Gesäßfurunkel bei Reitern und Ruderern, Nackenfurunkel nach Reibung durch steifen Kragen usw. Auch Insektenstiche werden als Ursache angegeben. Daneben spielen eine mangelhafte Hautpflege, schmutzige Kleider, starkes Schwitzen eine Rolle.

Im allgemeinen ist der gewöhnliche Furunkel eine gutartige Affektion, kann aber auch unangenehme, zum Teil schwere Komplikationen zur Folge haben. Es entwickelt sich durch Verschmutzung der Umgebung mit Eiter oder durch Kratzen des Patienten eine Verschleppung mit zahlreichen neuen Furunkeln, *die Furunkulose.* Wenn mehrere Haarbälge gleichzeitig infiziert werden, entsteht der *Karbunkel* mit einer Vielzahl von Eiterpfropfen, den wir vor allem am Nacken sehen. Bei Ausbreitung auf dem Lymphweg kommt es zur *Lymphangitis* und *Lymphadenitis,* kenntlich an schmerzhaften roten Strängen und schmerzhafter Schwellung der Lymphknoten. Selten ist die Verschleppung auf dem Blutwege, die zum Lungenabsceß, paranephritischem Absceß oder zur Osteomyelitis führen kann.

Die *Behandlung des Furunkels* soll darauf gerichtet sein, den Eiterprozeß zu lokalisieren und bei Einschmelzung zu eröffnen. Im ersten Anfangsstadium, solange nur der Haarbalg selbst befallen ist, gelingt es oft durch *Herausziehen des Haares* aus dem Zentrum, das Weiterschreiten des Prozesses aufzuhalten. Ein Salbenverband mit Merfensalbe, 10% weiße Präcipitatsalbe, roter Quecksilberschüttelmixtur oder Penicillinsalbe bringt in wenigen Tagen Abheilung.

Rp. Zinc. oxydat.
Talci .... āā 15,0
Sulfur praecip.
Glycerini .... āā 10,0
Cinnabaris.............. 1,0
Spiriti 50% .... ad 100,0
Schüttelmixtur mit Zinnober.
S. Vor Gebrauch schütteln.

Wichtig ist, daß zu Beginn der Behandlung die Umgebung rasiert wird, um mechanische Reizungen der benachbarten Haare zu verhüten. Ruhigstellung ist immer angezeigt. Fehlen die Zeichen einer Progredienz, so wird man nach einigen Tagen den Pfropf mit einer Pinzette entfernen können. Mit einer kleinen *Saugglocke* läßt sich der Eiter daraufhin entleeren. *Jedes Ausdrücken des Furunkels ist zu unterlassen.* Die Umgebung ist durch einen Salbenaufstrich vor einer Verschmutzung mit Eiter zu schützen (Zinkpaste, Hg-Schüttelmixtur).

Nimmt jedoch das Infiltrat zu, werden die Schmerzen intensiver, tritt gar eine Lymphangitis oder Adenitis auf, so ist mit der konservativen Behandlung keine weitere Zeit zu verlieren, sondern der *Furunkel zu eröffnen.* Der Eingriff wird in einem Rausch (Chloräthyl oder Äther) ausgeführt. Man eröffnet den Herd durch einen genügend großen Schnitt (keine Stichincisionen!), entleert den Eiter und entfernt das nekrotische, noch nicht eingeschmolzene Gewebe mit dem scharfen Löffel oder der Schere. Ein kleiner Gummidrain sorgt für Offenhaltung. Im Falle einer Blutung wird ein Vioformstreifen locker eingelegt, der nach ein bis zwei Tagen zu entfernen ist. Haben die Wundränder Tendenz zu verkleben und kann ein Drain nicht befestigt werden, so wird man durch Excision eines ovalären Hautstückes die Höhle offenhalten. Die Ruhigstellung darf nicht unterbleiben.

Gelingt es auch damit nicht, das Weiterschreiten der Infektion zu stoppen, z. B. bei schlechtem Allgemeinzustand, Diabetes, Unterernährung usw., so ist eine *Penicillinbehandlung* durchzuführen, noch bevor es zu schweren Komplikationen kommt. Das Penicillin ist auch das einzig sichere Mittel, um eine Furunkulose rasch zur Abheilung zu bringen. Gegenüber der bisher angewandten Behandlung mit Schwefelbädern, Kurzwellen, Höhensonne, Hefekuren usw. ist das Penicillin ein großer Fortschritt. Innerhalb weniger Tage gelingt es damit in der Regel,

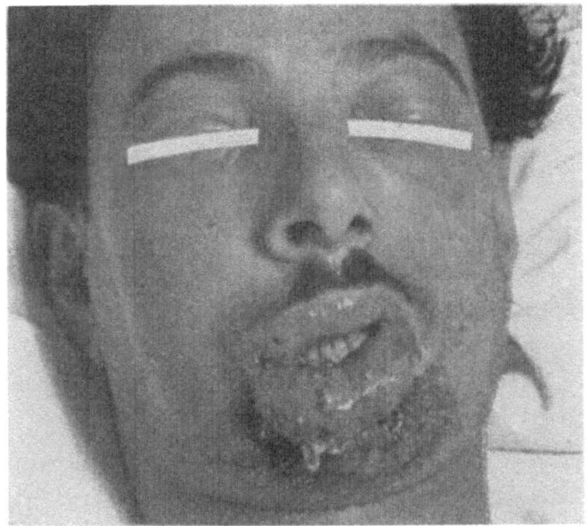

a

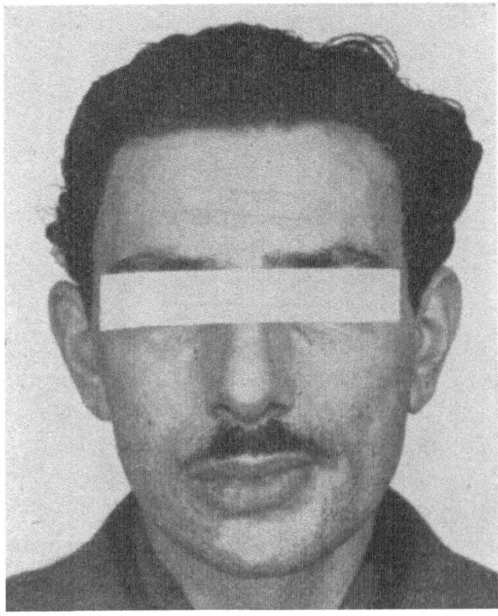

b

Abb. 43 a u. b. *Lippenfurunkel* vor und nach Penicillinbehandlung. a Schweres Krankheitsbild, hohe Temperaturen, mächtige Schwellung der Lippe, Wangen- und Lidödem. Apathie. b Nach 4 Tagen Penicillin i. m. (400000 E.) prompter Temperaturabfall, Rückgang der Schwellung, rasche Erholung. Aussehen 17 Tage später bei der Entlassung. Heilung ohne Narben.

die akut progrediente Entzündung zur Abheilung zu bringen. Im allgemeinen wird die intramuskuläre Depot-Injektion durchgeführt.

Das gleiche gilt noch in erhöhtem Maße für den *Gesichtsfurunkel.* Auch in sehr bedrohlichen, rasch fortschreitenden Fällen mit hohem Fieber und schlechtem Allgemeinzustand ist

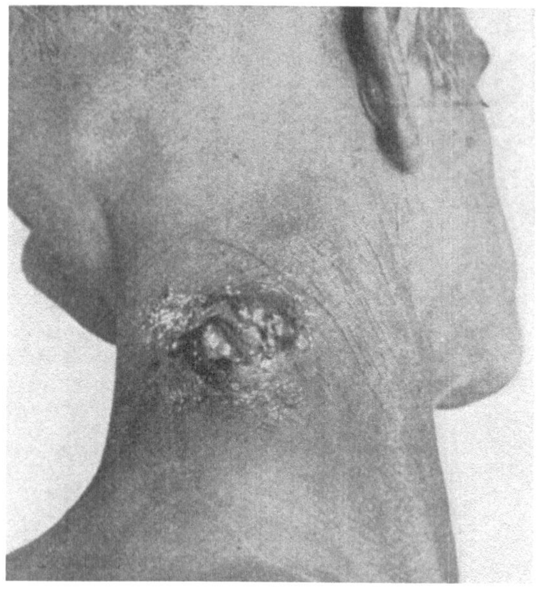

Abb. 44. *Nackenkarbunkel.* Man erkennt die verschiedenen, isolierten Eiterpfröpfe. Sie werden mittels Kreuzschnitt eröffnet und mit allem nekrotischen Gewebe ausgeräumt.

eine Heilung in wenigen Tagen mit einer genügend dosierten Penicillinkur (300000 E. Depotmischung ein- bis zweimal täglich zwei bis drei Tage über die Entfieberung hinaus) zu erreichen. Eine operative Behandlung des Gesichtsfurunkels, die an anderen Orten noch immer geübt wird (Stichelung, Spaltung), kommt heute nicht mehr in Frage (Abb. 43a und b).

Die Furunkel im Gesicht an Wange, Lippe und Nase sind deswegen besonders gefährlich, weil eine Infektion im lockeren Gewebe sehr rasch fortschreiten kann, unterstützt durch die Bewegungen der mimischen Muskulatur. Schon nach einem Tag kann ein anfänglich kleines Infiltrat zu einer mächtigen ödematösen Schwellung führen, die den Kranken bis zur Unkenntlichkeit entstellt. Die Ausbreitung gegen das Auge, Lidödem, ist prognostisch als ernst aufzufassen, da die Gefahr einer Thrombophlebitis der V. angularis besteht. Von hier aus kann sich eine septische Thrombose des Sinus cavernosus, eine Meningitis oder Pyämie entwickeln.

Ganz besonders beim Gesichtsfurunkel ist das Ausdrücken oder Aufstechen strikte zu unterlassen. Denn durch das Einpressen der Bakterien in das lockere Gewebe kommt es oft zu einer fast explosionsartigen Verschlimmerung.

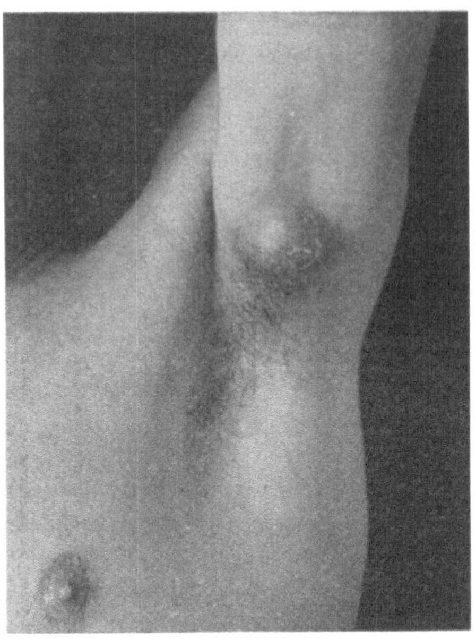

Abb. 45. Schweißdrüsenabsceß in der Axilla. Eröffnung durch Stichincision notwendig.

Beim Nackenkarbunkel wird man, sofern höheres Fieber fehlt und das Infiltrat nicht über Fünffrankenstückgröße erreicht, einen Kreuzschnitt machen und die Lappen zur Entfernung aller Nekrose aufklappen (Abb. 44). Die oft starke Blutung wird durch Einlegen von Vioformgaze gestillt. Ausgedehnte Karbunkel benötigen Spitalbehandlung, wo man den gesamten Entzündungsherd excidiert und eine Penicillinkur durchführt.

b) Schweißdrüsenabsceß.

Diese Abscesse stellen eine besondere Form der Staphylokokkeninfektion dar. Es handelt sich um Entzündungen der Ausführungsgänge der axillären Schweißdrüsen, die besonders bei Frauen beobachtet werden. Wir finden haselnuß- bis nußgroße Infiltrate mit Rötung, die sich nach einigen Tagen vorwölben und einschmelzen (Abb. 45). Meist folgt ein Absceß dem anderen, so daß sich der Verlauf über Monate erstrecken kann, ohne zur Ruhe zu kommen. Selten schreitet die Eiterung gegen die Tiefe zu fort oder bildet größere Absceßhöhlen (Subpectoralphlegmone).

Im Anfangsstadium kann der Prozeß manchmal durch Rasieren und Verband mit grauer Quecksilbersalbe oder Merfensalbe kupiert werden. Ist es bereits zur Einschmelzung eines oder mehrerer kleiner Abscesse gekommen, so wird man eine *Stichincision* machen, um den Eiter zu entleeren. Dies mag einer der wenigen Fälle sein, in denen die Vereisung mit Kelen zur Schmerzbetäubung verwendet werden kann. Ein kleiner Gazestreifen für 24 bis 48 Stunden sorgt für Offenhaltung. Um der großen Neigung zu Rezidiven vorzubeugen, hat man die Lagerung auf Abductionsschiene mit Freilassung der Axilla empfohlen. Häufig verweigern aber die Kranken das Tragen einer solchen Schiene während einiger Wochen. Die *Röntgenbestrahlung* ist bisher das beste Mittel gewesen, um die langwierige Eiterung zur Abheilung zu bringen. Es ist zu empfehlen, sie schon zu Beginn vornehmen zu lassen und nicht damit zuzuwarten, bis der zweite oder dritte Rückfall eingetreten ist. Die *Penicillinbehandlung* wird auch hier den sichersten Erfolg versprechen und ist daher zum mindesten bei hartnäckigen Fällen angezeigt. Die Sulfonamide versagen wie bei anderen Staphylokokkeninfektionen.

c) Injektionsabsceß.

Nach einer unsterilen subkutanen oder intramuskulären Einspritzung entwickelt sich ein Absceß, der nicht selten diagnostische Schwierigkeiten machen kann. Intramuskuläre Injektionen von Calcium, aber auch von anderen Medikamenten, besonders vom Patienten selbst gespritzt (Morphinisten, Diabetiker), können dazu Anlaß geben. Wir finden an der Außenseite des Oberschenkels ein derbes schmerzhaftes Infiltrat mit Rötung und Überwärmung, meist von Fieber unterschiedlicher Höhe begleitet. Schwierigkeiten macht der Nachweis von Fluktuation, da der Infektionsherd oft recht tief liegt. Erfahrungsgemäß wird man dadurch verleitet, mit der Eröffnung des Abscesses zuzuwarten. Besteht das Infiltrat mehrere Tage, so kann von einer konservativen Behandlung — feuchte Umschläge und Ruhigstellung — keine Rückbildung mehr erwartet werden. Der Entzündungsherd muß eröffnet werden. Auch ohne vorherigen Nachweis von Fluktuation ist man meist erstaunt über die Eitermenge, die dabei entleert wird. Ein Drain für einige Tage genügt. Eine Gegenincision ist in der Regel nicht nötig.

d) Erysipel.

Diese durch Streptokokken hervorgerufene Infektion spielt sich in den Lymphgefäßen der Haut ab und bedingt eine starke, an den Rändern scharf abgesetzte Rötung, die infolge ödematöser Durchtränkung etwas erhaben ist. Charakteristisch ist das rasche Weiterwandern der Hautrötung. Der Allgemeinzustand ist meist stark gestört, es bestehen hohes Fieber und Kopfschmerzen. Das Erysipel, auch Wundrose oder Rotlauf genannt, kann von den verschiedensten Hautverletzungen, Geschwüren (Ulcus cruris) und Fisteln ausgehen, es kann aber eine sichtbare Eintrittspforte für die Streptokokken auch fehlen. Dies ist bei der häufigsten Lokalisation im Gesicht, der Gesichtsrose, oft der Fall.

Die Patienten gehören ins Bett und werden daher am besten hospitalisiert. Ist dies nicht möglich, so ist die Behandlung im Hause des Patienten bei der im allgemeinen günstigen Prognose durchführbar. Denn wir haben in den Sulfonamiden ein spezifisch wirksames Mittel zur Verfügung (Elkosin, Cibazol, Diazil u. a.). Bei genügender Dosierung, 6 bis 8 g pro die, kann der Rotlauf in zwei bis drei Tagen zur Abheilung gebracht werden. Penicillin wirkt auch hier am sichersten. In seltenen Fällen verläuft das Erysipel schwerer. Es kommt zu einer phlegmonösen Vereiterung des subkutanen Gewebes, wobei die Haut nekrotisieren kann.

e) Phlegmonen.

Als Phlegmonen bezeichnet man Eiterungen des Unterhautzellgewebes oder auch der tieferen Gewebe, die keine Abgrenzung erkennen lassen und rasch fortschreiten. Als Erreger kommen in erster Linie Streptokokken oder Gasbrandbacillen in Frage. Es handelt sich dabei durchwegs um schwere Krankheitsbilder. Eine Behandlung durch den praktischen Arzt wird daher kaum in Frage kommen.

Die Gasphlegmone, hervorgerufen meist durch den Fränkel-Welsh-Bacillus oder andere Anaerobier, ist durchwegs eine äußerst schwere, oft tödlich verlaufende Wundkomplikation. Es findet sich eine sehr schmerzhafte Schwellung der Haut, unter der sich das typische Knistern der Gasblasen fühlen läßt. Die Farbe ist düsterrot und geht bald infolge der Hämolyse in einen braungelben Ton über. Im Röntgenbild erkennt man die Gasbildung in den Gewebsspalten. Der Prozeß schreitet sehr rasch vorwärts. Sofortige Hospitalisation ist dringend erforderlich. Weite Spaltung der Gasphlegmone, hohe

Dosen Penicillin und Gasbrandserum können unter Umständen lebensrettend sein und die Amputation des Gliedes vermeiden lassen.

f) Lymphangitis und Lymphadenitis.

Als Folge einer infizierten Wunde, besonders wenn kein genügender Eiterabfluß möglich ist, kommt es zur Entzündung der Lymphbahnen Wir finden die charakteristischen roten Stränge in der Haut, meist auf der Beuge- und Innenseite der Gliedmaßen. Sie sind leicht erhaben und etwas schmerzhaft. Die zugehörigen regionären Lymphknoten zeigen ebenfalls eine Vergrößerung und Schmerzhaftigkeit. Fieber kann zu Beginn fehlen, auch das Allgemeinbefinden ist wenig gestört. In schweren Fällen schmilzt der Lymphknoten ein, es entwickelt sich ein Absceß — Lymphadenitis purulenta. Hohes Fieber, eventuell Schüttelfrost, starke Schmerzen, Rötung der bedeckenden Haut sind die klinischen Zeichen dieser Komplikation. Der Absceß breitet sich aus, bricht gegen die Oberfläche durch oder entwickelt sich mehr gegen die Tiefe zu. Bei Vereiterung der axillären Lymphknoten entsteht so die

Subpectoralphlegmone. Da sich bei dem in der Tiefe gelegenen Infektionsherd nur selten eine Fluktuation nachweisen läßt, wird gewöhnlich die Incision hinausgeschoben, oft solange, bis ein schweres Krankheitsbild entstanden ist. Ein derbes bretthartes Infiltrat, Schwellung und Schmerzen bei Bewegungen im Schultergelenk lassen den Erfahrenen erkennen, daß die Incision angezeigt ist.

Die Behandlung der Lymphangitis und Lymphadenitis macht in der Regel keine Schwierigkeiten: Der Ausgangsherd der Infektion muß durch eine genügend große Incision eröffnet und dem Eiter Abfluß geschaffen werden. Ist dies sachgemäß geschehen, so wird die Entzündung der Lymphbahnen in wenigen Tagen abklingen. Besteht Fieber, bleiben die Kranken im Bett. Feuchte Verbände mit essigsaurer Tonerde und Alkohol, Antiphlogestin usw. in Verbindung mit einer Ruhigstellung durch Schiene sind zusätzlich zu empfehlen. Eine gewisse Vergrößerung der Lymphknoten kann noch längere Zeit bestehen.

g) Parulis.

Ein Zahnwurzelabsceß oder Granulom kann die Alveolenwand durchbrechen und zu einer subperiostalen Eiterung am Unterkiefer, seltener am Oberkiefer führen. Der Absceß findet sich meist auf der buccalen Seite der Mandibula als bohnen- bis kirschgroße fluktuierende Vorwölbung. Ein mitunter starkes kollaterales Ödem ruft eine entsprechende Wangenschwellung hervor. Beim Durchbruch an der oralen Seite kann ein Gaumenabsceß entstehen. Sich selbst überlassen, öffnet sich die Parulis spontan entweder gegen das Zahnfleisch und führt zur Zahnfleischfistel oder gegen die Wange zu, wodurch eine äußere Zahnfistel gebildet wird.

Die Behandlung der Parulis macht keine Schwierigkeiten. Zur Anästhesie verwendet man eine 5- bis 10%ige Kokainlösung, die mit einem Pinsel oder Tupfer aufgetragen wird. Nach dreimaliger Pinselung ist die Schleimhaut anästhetisch. Nun wird mit dem Skalpell eine genügend große Incision parallel dem Kieferknochen gemacht und die Öffnung mit einer Kornzange gespreizt, so daß sich der Eiter entleeren kann. Durch Spülung mit Kalipermanganatlösung mehrmals täglich wird die Infektion in wenigen Tagen abklingen. Ist das akute Stadium überwunden, so muß dafür gesorgt werden, daß der primäre Herd, die kranke Zahnwurzel, entfernt wird. Der Kranke ist daher zur Nachbehandlung einem Zahnarzt zu überweisen. Solange die akute Entzündung besteht, ist die Zahnextraktion wegen der Gefahr einer Kieferosteomyelitis zu unterlassen.

Im Anschluß an eine Zahncaries oder einen Eiterprozeß am Unterkiefer kommt es gelegentlich zum schweren Krankheitsbild der *Mundbodenphlegmone.* Eine starke Schwellung der Submandibulargegend, des Mundbodens und der Zunge ist charakteristisch und erschwert oder verunmöglicht Schlucken und Sprechen. Die Kranken fiebern hoch und sind allgemein stark mitgenommen. Der Nachweis von Fluktuation ist oft schwer zu erbringen, da die Phlegmone unter der straffen Halsfascie gelegen ist und zudem von einer ödematösen Schwellung überdeckt wird. Man soll daher nicht zuwarten, diese Fälle zu hospitalisieren, bis die Fluktuation deutlich ist. Sie gehören in die Hand eines Spezialisten. Mundbodenphlegmonen dürfen wie alle anderen eitrigen Prozesse am Hals niemals in intravenöser Narkose (Evipan oder Narkonumal) incidiert werden (s. Kapitel II). Die Eröffnung erfolgt im Chloräthylrausch durch einen parallel zum Unterkiefer verlaufenden Schnitt, der die Halsfascie durchtrennt. Die in beträchtlicher Tiefe gelegene Eiterhöhle wird mit der Kornzange gespreizt und ein Drain eingeführt. Auch hier ist nach Abklingen der Infektion die Zahnbehandlung durchzuführen.

h) Peritonsillarabsceß.

Diese Abscesse entwickeln sich im Anschluß an eine schwere Angina in der Umgebung der Tonsille und sind von hohem Fieber und quälenden Schmerzen beim Sprechen und Schlucken begleitet. Lateral vom Gaumenbogen findet sich eine oft fluktuierende Vorwölbung mit starker Rötung und Spannung der Schleimhaut. Die Uvula wird dadurch zur Seite gedrängt. Als Komplikation können eine tiefe Halsphlegmone, eine Mediastinitis und ein Glottisödem auftreten. Diese Abscesse sollen daher frühzeitig eröffnet werden. Zur Schmerzbetäubung verwendet man eine mehrmals aufgepinselte 5- bis 10%ige Kokainlösung. Das Messer wird mit einem Heftpflaster umwickelt, so daß nur die Spitze in der Länge von 2 cm frei ist. Die Incisionsstelle muß sorgfältig bestimmt werden, um Nebenverletzungen zu vermeiden (Art. pharyngea ascendens, Art. carotis interna). Sie liegt am oberen Rande der Tonsille ungefähr in der Mitte zwischen Uvula und dem hintersten oberen Molaren. Von diesem Punkt aus wird ein leicht bogenförmiger Schnitt nach unten geführt, der nur die Schleimhaut und Muskulatur durchtrennt. Mit einer Kornzange dringt man dann stumpf gegen den Absceß vor. Der Kopf des Patienten wird dabei nach vorn geneigt, damit der sich oft im Schwall entleerende Eiter nicht aspiriert wird. Durch Spreizen der Kornzange wird die Öffnung hinreichend erweitert. Meist fühlen sich die Kranken momentan sehr erleichtert. Manchmal ist es bei Verklebungen nötig, die Wunde nach einigen Tagen nochmals zu spreizen. Ein Streifen wird nicht eingelegt. Durch Spülung mit Kalipermanganat sorgt der Patient für Reinigung der Mundhöhle.

i) Mamma-Abscesse.

Ausgehend von Infektionen der Talgdrüsen des Warzenhofes entwickeln sich bei jüngeren oder älteren Frauen oberflächliche nuß- bis mandarinengroße Abscesse. Am Rande der Mamilla findet sich eine fluktierende Vorwölbung mit Rötung und Druckschmerz. Solche Abscesse sind in der Regel gutartig, höheres Fieber fehlt. Im Chloräthylrausch wird der Absceß mit einem bogenförmigen Schnitt am Rande des pigmentierten Warzenhofes, Areola, eröffnet und ein dünner Gummidrain, eventuell Halbdrain, eingeführt. Nach einigen Tagen heilt die Entzündung ohne sichtbare Narbenbildung ab.

Die wesentlich schwerere Infektion der weiblichen Brustdrüse, die sich während der Lactationsperiode entwickeln kann, die *Mastitis puerperalis*, bietet ein ganz anderes Bild. Hier besteht ein mehr oder weniger ausgedehntes, derbes, sehr schmerzhaftes Infiltrat mit Rötung und Ödem der darüberliegenden Haut und hohem Fieber. Die Behandlung der Mastitis puerperalis ist nicht Sache des praktischen Arztes. Die Patienten sollen in ein Krankenhaus gebracht werden. Eine frühzeitig einsetzende Penicillinbehandlung kann die meist diffusen kleinen Eiterherde zur Rückbildung bringen, bevor noch größere Drüsenpartien einschmelzen. Die Eröffnung der oft mehrkammerigen Absceßhöhlen kann dadurch vermieden werden.

k) Panaritium, seine verschiedenen Formen.

Die Erkennung und Behandlung des Panaritiums gehört zu den allerwichtigsten Aufgaben des praktischen Arztes. Trotzdem darüber viel, sehr viel geschrieben wurde, wird noch manches versäumt und vernachlässigt. Sehen wir doch fast jede Woche einen Fall oder mehrere, bei denen durch eine unrichtige, zuwartende Behandlung ein nicht wieder gutzumachender Schaden entstanden ist. Daran sind keineswegs immer die Ärzte schuld, oft sind es die Kranken selbst, die kleine beginnende Infektionen an den Fingern „reifen lassen“ und erst mit einer Sehnenscheiden- oder Handphlegmone ärztliche Hilfe in Anspruch nehmen. Vielfach hält die Leute die Angst vor einer schmerzhaften Behandlung davon ab, und erst wenn sie einige Nächte nicht geschlafen haben, kommen sie in die Sprechstunde. Ganz unbegründet ist diese Furcht vor dem Arzt allerdings nicht immer, wenn man z. B. hört, daß Panaritien oft ohne Schmerzbetäubung aufgeschnitten werden. Eine Besserung ist nur zu erwarten, wenn Arzt und Laie kleine, beginnende Infektionen der Hand von Anfang an als eine sehr ernst zu nehmende Erkrankung auffassen, die volle Aufmerksamkeit erfordert. Der grundlegende Unterschied zwischen einem Furunkel und einem „Fingerumlauf“ kann nicht genug hervorgehoben werden. Während man beim Furunkel ruhig einige Tage, meist ohne Schaden zu stiften, feucht verbinden oder überwärmen kann, ist beim Panaritium praktisch ohne Ausnahme die *Frühincision* am Platze. Dies hat seinen Grund darin, daß ein Eiterherd an einem Finger meist unter einer derben, schwieligen Haut liegt, die nur schwer und langsam eingeschmolzen werden kann. Zudem finden sich zur Haut senkrecht verlaufende straffe Bindegewebsfasern, die den Eiter in die Tiefe leiten. Am wichtigsten aber ist der mechanische Faktor, denn bei jeder Bewegung wird der Infektionsherd geknetet und massiert. Weil auf der Beugeseite die Haut beträchtlich dicker ist und bei jedem Zufassen eine mechanische Reizung erfolgt, sind hier die Eiterungen viel bösartiger als auf der Streckseite. Dazu kommt, daß volar die weiten Sehnenscheiden, einmal durchbrochen, eine geradezu explosionsartige Ausbreitung gestatten. Wenn man sich daher bei einem beginnenden Panaritium noch nicht zur Eröffnung entschließen kann, so ist wenigstens der Finger mit Schiene und Mitella ruhig zu stellen und womöglich hochzulagern.

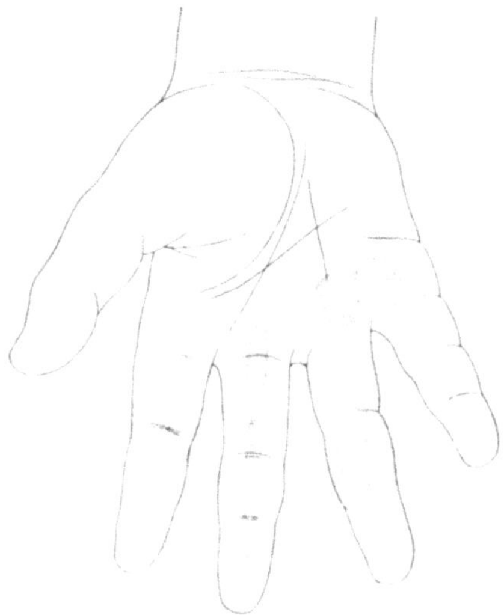

Abb. 46. Schmerzzonen bei Fingereiterungen: Daumen: Panaritium subcutaneum; Zeigefinger: Panaritium articulare; Mittelfinger: Sehnenscheidenphlegmone; Ringfinger: Panaritium ossale und Schwielenabsceß.

Je nach Sitz unterscheiden wir verschiedene Formen der Fingereiterungen, die einzeln besprochen werden.

1. Die Paronychie mit ihren Untergruppen, dem periungualen, subungualen und paraungualen Panaritium.
2. Das Panaritium cutaneum.
3. Das Panaritium subcutaneum.
4. Die Sehnenscheidenphlegmone.
5. Der Schwielenabsceß und die Interdigitalphlegmone der Hohlhand.

6. Das Panaritium articulare.
7. Das Panaritium ossale.

Da unter dem Begriff Panaritium nur Eiterprozesse an den Fingern verstanden werden, werden die Infektionen an der Mittelhand gesondert bezeichnet als Hohlhandphlegmone, wobei wir eine oberflächliche Form, den Schwielenabsceß, von einer tiefen unterscheiden.

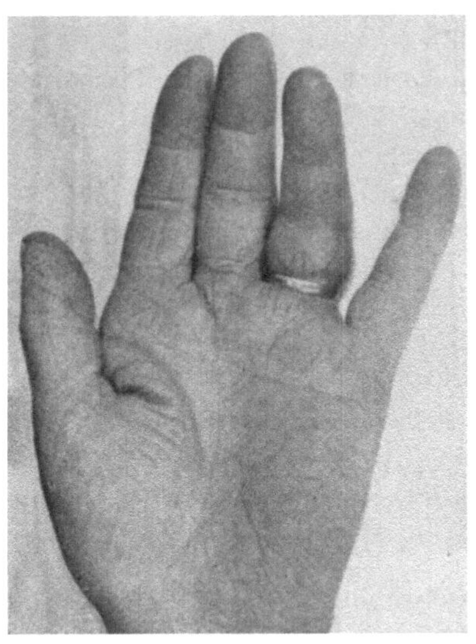

a

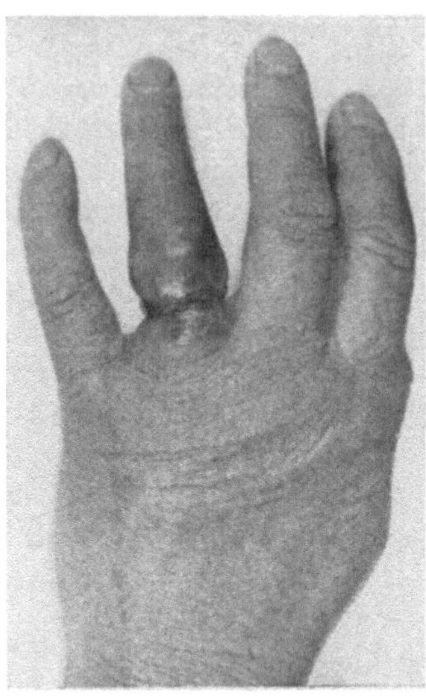

b

Abb. 47 a u. b. Einschnürung durch Fingerring bei einem Panaritium subcutaneum des Grundgliedes mit entsprechender Hautnekrose. Der Finger mußte exartikuliert werden.

Die sorgfältige klinische Untersuchung ermöglicht es in der Regel, diese einzelnen Arten des Panaritiums zu erkennen.

Die *Diagnose* läßt sich oft schon mit ziemlicher Sicherheit aus der Vorgeschichte entnehmen: scheinbar harmlose kleine Hautverletzung vor ein bis zwei Wochen, ohne Infektion geheilt, ständig zunehmende klopfende Schmerzen in den letzten Tagen, ein bis zwei Nächte nicht mehr geschlafen, Finger dicker geworden, heiß, Schmerzen beim Bewegen.

Bei der Untersuchung betrachten wir zuerst die kranke Hand und stellen eine Schwellung und Rötung im betreffenden Fingerabschnitt fest. Vielleicht finden wir auch eine Beugestellung. Weiter lassen wir den Patienten die Finger aktiv bewegen und stellen fest, ob dies schmerzhaft ist. Dann erst, wenn der Patient etwas Zutrauen gefaßt hat, und das ist in diesem Falle besonders wichtig, schreiten wir zur Palpation. Sie wird mit einem Sondenknopf gemacht und nicht mit den Fingern. Zuerst palpiert man grundsätzlich an einer Stelle, die voraussichtlich *nicht* schmerzhaft ist. Langsam nähert man sich dem vermutlichen Herd, der nun bereits ziemlich genau lokalisierbar ist. Nur zum Schluß ist daher die Untersuchung etwas schmerzhaft. Trotzdem ist der Patient in der Regel beglückt, daß es nicht mehr wehgetan hat. Diese Beschreibung mag vielen Lesern höchst überflüssig erscheinen. Nach meinen Erfahrungen wird jedoch gerade bei der ersten Untersuchung sehr wenig schonend verfahren und der Patient von vornherein in eine erhöhte Angst versetzt, die für die anschließende operative Behandlung höchst unzuträglich ist. Erhöht doch die Angst vor dem Schmerz die subjektive Schmerzempfindung ganz außerordentlich. Nach der Palpation mit der Knopfsonde ergeben sich die im folgenden Schema dargestellten Schmerzzonen (Abb. 46).

Bei allen Verletzungen und Infektionen der Hand sind als erster wichtiger Akt der Behandlung die Fingerringe zu entfernen. Denn sie verursachen unter Umständen infolge der Schwellung eine Strangulation mit Nekrose (Abb. 47a und b).

1. Die Paronychie.

Die Paronychie oder Nagelumlauf bezeichnet eine Eiterung im Bereiche des Fingernagels allgemein. In der Regel nimmt sie ihren Anfang von kleinen Rissen am Nagelwall, von Verletzungen bei der Manikure (häufig!) oder von chronischen Ekzemen. Dieses Stadium, das Panaritium periunguale, zeigt eine Schwellung und Rötung des Nagelwalles mit entsprechender Schmerzhaftigkeit. Hat sich der Eiter bereits unter die Nagelwurzel ausgebreitet, so erkennen wir dies an einer gelblichen Verfärbung unter dem Nagel. Druck auf den Nagel ist stark schmerzhaft. Dies ist das Bild des subungualen Panaritiums. Wenn der Prozeß bereits nicht mehr auf die nähere Umgebung lokalisiert ist, sprechen wir vom Panaritium parunguale.

Im allgemeinen sind die Paronychien ungefährlich in bezug auf weitere Ausbreitung der Infektion. Im Anfangsstadium, dem Panaritium periunguale, genügt es, wenn man in Leitungsanästhesie die Kuppe der vorgewölbten Haut bogenförmig über der Nagelwurzel incidiert (Abb. 48). Ist bereits die Nagelwurzel vom Eiter unterspült, so ist es zwecklos, den Nagel erhalten zu wollen. Auch Teilentfernungen des Nagels lassen die Infektion meist nicht zur Ruhe kommen. Da sich der Nagel nach einer solchen Infektion doch von selbst allmählich abstößt und dabei hinderlich ist, kann man sich um so leichter zur frühzeitigen Entfernung entschließen. Auf diese Art gelingt es, den Prozeß, der sonst Monate dauern kann, auf wenige Wochen abzukürzen. Die Empfindlichkeit des Nagelbettes klingt nach höchstens einer Woche ab, so daß der Patient kaum mehr gestört ist.

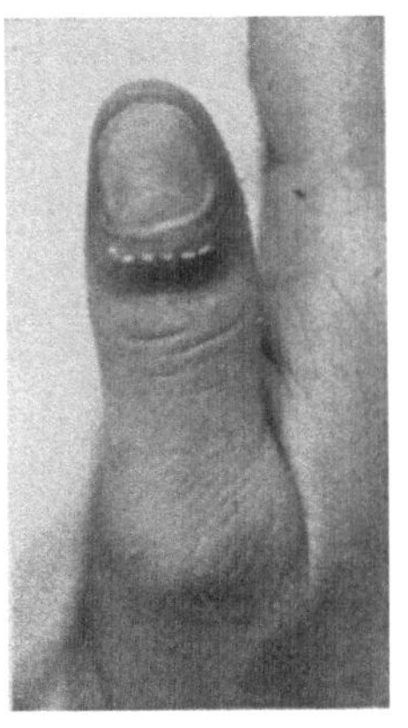

Abb. 48. Panaritium periunguale (Paronychie). Querincision über der Nagelwurzel (gestrichelte Linie). Ist der Nagel unterspült, muß er entfernt werden. Teilexcisionen sind meist ungenügend.

Um den Nagel zu entfernen, unterfährt man ihn vom freien Rand aus mit einer spitzen, flach geführten Schere bis zur Basis, stellt diese senkrecht und durchschneidet den Nagel. Dabei ist sorgfältig darauf zu achten, daß das Nagelbett nicht verletzt wird. Mit einem Nadelhalter faßt man den Rand der Schnittfläche und dreht den Nagel nach außen zu heraus. Die Wundfläche wird mit einem Salbenverband bedeckt und eine Fingerschiene angelegt. Das Bett überhäutet sich rasch, so daß bald kein Verband mehr getragen werden muß. Der Nagel wächst nach drei bis vier Monaten in unveränderter Form nach, sofern die Wurzel durch die vorangegangene langwierige Eiterung oder mangelnde Sorgfalt bei der Entfernung nicht geschädigt wurde.

2. Das Panaritium cutaneum.

Das Panaritium cutaneum ist eine mit Eiter gefüllte Blase, welche eine ziemliche Größe erreichen kann. Sie entsteht meist aus einer gewöhnlichen Wasserblase nach Reibung oder Quetschung. Nicht selten befindet sich dabei eine beträchtliche Lymphangitis, die den Patienten oft mehr beunruhigt als der Ausgangsherd. Die einfache Abtragung der Blase ohne Anästhesie genügt. Unter Salbenverband klingen alle Erscheinungen rasch ab. Besteht eine Lymphangitis, wird der Arm ruhiggestellt.

In einzelnen Fällen ist die Sache nicht so harmlos. Es findet sich dann am Blasengrund eine oft kaum erkennbare Öffnung, die mit einem subkutanen Eiterherd in Verbindung steht, sogenanntes Kragenknopfpanaritium (*Klapp*) (Abb. 49). Bei Druck auf die Umgebung entleert sich etwas Sekret. Zudem zeigt die stärkere Schwellung und Schmerzhaftigkeit, daß in der Tiefe

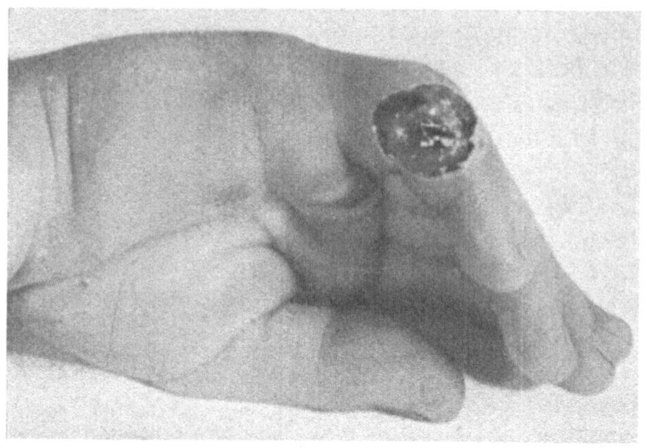

Abb. 49. Kragenknopfpanaritium. Die Blase ist entfernt. Am Grunde erkennt man eine kleine Öffnung, die mit dem subkutanen Eiterherd in Verbindung steht.

ein weiterer Infektionsherd zu suchen ist. Meist genügt die spontane Öffnung nicht, sondern muß durch Incision *nach vorheriger Schmerzbetäubung* erweitert werden, um Eiter und Nekrose entfernen zu können.

3. Das Panaritium subcutaneum.

Pathologisch-anatomisch ist das Panaritium subcutaneum eine Unterhautzellgewebsphlegmone, hervorgerufen in der Regel durch Staphylokokken. Zu Beginn findet sich eine Gewebsnekrose mit grüngelblicher Verfärbung, die bei weiterem Bestehen eitrig einschmilzt und auf Grund der oben angeführten anatomischen und mechanischen Bedingungen sich gegen die Tiefe zu ausbreitet. Heftige pulsierende Schmerzen, Schwellung und Rötung sind Zeichen der Gewebsspannung. Die Untersuchung mit der Knopfsonde gestattet eine genaue, umschriebene Lokalisation. Die

Beweglichkeit des Fingers ist nicht gestört, die Beugesehnen sind nicht schmerzhaft. Die Pulsation ist meist deutlich zu fühlen. *Der Nachweis von Fluktuation gelingt am Finger und der Hand sozusagen nie.* Es ist daher ein großer Fehler, mit der Incision bis zum Auftreten von Fluktuation zuwarten zu wollen. Gerade in dieser Beziehung unterscheiden sich die Entzündungen an Hand und Fingern grundlegend von Furunkeln und Abscessen der übrigen Körperregionen! Liegt das Panaritium im Bereich des Grundgliedes, findet sich häufig ein eindrückliches kollaterales Ödem am Handrücken. Die starke ödematöse Aufquellung des subkutanen Gewebes kann hier eine Fluktuation vortäuschen. Es fehlt aber die für den Eiterherd charakteristische Schmerzhaftigkeit. Im beginnenden Stadium ist die Körpertemperatur nur leicht erhöht, 37,0 bis 37,6°. Höheres Fieber ist bereits das Anzeichen einer größeren Ausdehnung (Sehnenscheiden).

Haben wir bei unserer Untersuchung *diese Symptome* festgestellt, so ist *die unbedingte Indikation zur sofortigen Incision gegeben.* Jedes Zuwarten kann die Situation nur verschlimmern. Kann man sich z. B. bei einer beginnenden Infektion noch nicht zur Operation entschließen, so wird der Finger auf einer Schiene ruhiggestellt und feucht verbunden. Hat sich der Zustand nach 24 Stunden nicht geändert, so muß eingegriffen werden. Längere Zeit mit konservativen Maßnahmen, vor allem mit Umschlägen mit essigsaurer Tonerde oder mit Tunkbädern zu verlieren, ist fehlerhaft.

Die Operation eines Panaritiums ist keine nebensächliche Angelegenheit, sondern erfordert neben Sorgfalt ein gewisses technisches Können. Der Patient soll prinzipiell *liegend* operiert werden. Der Eiterherd muß *präparatorisch unter guter Sicht* freigelegt werden. Die Zeiten sind vorbei, in denen man das Panaritium blind eröffnete. Die Vorbedingung für eine freie Übersicht ist das *Operieren in einwandfreier Schmerzbetäubung und in Blutleere.* Ohne diese beiden Voraussetzungen wird die Incision in der Regel mißlingen. Dagegen wird vielfach noch verstoßen! Es ist ein Trugschluß, zu meinen, daß der Eiter seinen Abfluß von selbst finden wird, wenn man nur die Haut incidiert hat.

Wie im einzelnen Falle die *Schmerzbetäubung* durchzuführen ist, hängt von der Lage des Infektionsherdes ab. Beim Panaritium des Endgliedes, gelegentlich auch des Mittelgliedes, wird die

Leitungsanästhesie am Grundglied vorgenommen. Falls sich hier bereits Entzündungszeichen finden, kann man sie vielleicht noch über dem betreffenden Mittelhandknochen ausführen. Ist man gezwungen, in der Nähe des Infektionsherdes zu anästhesieren, so wird man gut tun, *zum Anästheticum 10000 E. Penicillin* zu geben. Man hat damit die Gewißheit, die Infektion rascher zu beherrschen. In den anderen Fällen ist zur Allgemeinbetäubung zu schreiten (s. Kapitel Schmerzbetäubung).

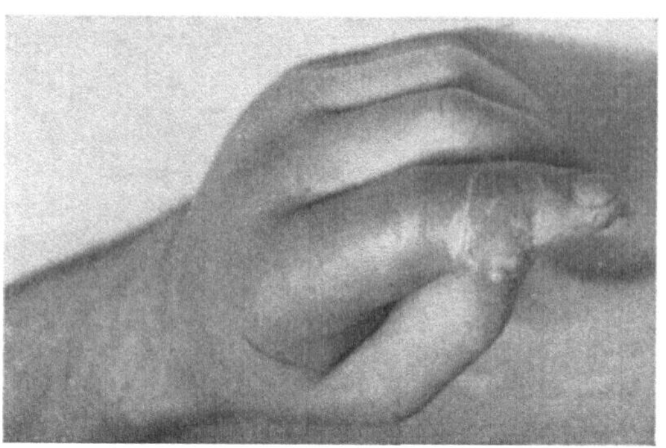

Abb. 50 a. Panaritium subcutaneum am Zeigefinger. Kleiner Eiterpfropf an der Verletzungsstelle, starke Schwellung des ganzen Fingers.

Die *Blutleere* wird am Finger durch Umschnürung mit einem kleinen Gummischlauch erzielt. Durch Anlegen einer Esmarchbinde am Vorderarm gelingt es unschwer, die ganze Hand blutleer zu machen. Am Oberarm soll man wegen der Gefahr einer Radialisschädigung die Esmarchbinde nicht verwenden, sondern einen Blutdruckapparat oder eine pneumatische Perthesbinde. Diese Blutleere soll nur in allgemeiner Schmerzbetäubung durchgeführt werden.

Die Operation des Panaritiums hat zum Ziel, den Infektionsherd genügend weit in seiner ganzen Ausdehnung zu eröffnen. Von den zahlreichen beschriebenen Schnitten verwenden wir die von *zur Verth* und *Klapp* angegebenen kleinen 2 bis 3 cm langen seitlichen Incisionen (Abb. 50 a—c). Dabei ist Sorge zu tragen, daß Gefäße und Nerven geschont werden. Schnitte in der Mittellinie (*Bier, Krömer, Saegesser*) führen zu ungünstigen Narben. Das folgende Schema zeigt die Anordnung (Abb. 51).

Bei der Eiterung der Fingerkuppe wird ein Schnitt entlang dem seitlichen Nagelrand geführt, biegt an dessen freiem Ende um und reicht bis zur Mitte der Fingerkuppe. Er ist in dieser Ausführung einem Froschmaul- oder Kaulquappenschnitt vor-

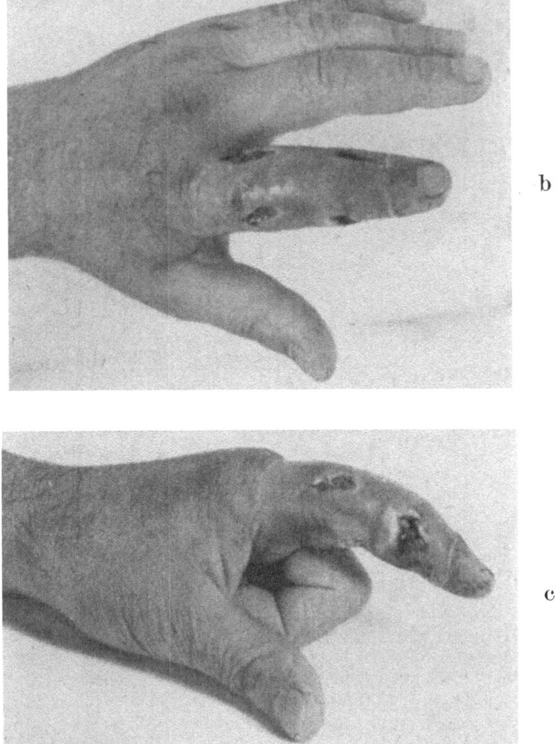

Abb. 50 b u. c. Zustand 10 Tage nach der Incision. Der phlegmonöse Infektionsprozeß ist beherrscht. Beachte die Anordnung der Incisionen.

zuziehen, da hier die Fingerbeere oft stark zum Klaffen kommt und volar absteht. Wichtig ist, daß man sich ganz knapp an den freien Nagelrand hält, höchstens 1 bis 2 mm entfernt. Wenn nötig, wird an dem gegenüberliegenden seitlichen Rand der Fingerkuppe eine Gegenincision angelegt. Diese Schnittführung ist auch beim Panaritium ossale der Endphalanx zu empfehlen (s. dort).

Nach der Eröffnung wird der Eiter abfließen. Falls man auf graugelbliches nekrotisches Gewebe stößt, soll dieses sorgfältig *scharf* entfernt werden. Die Operation wird beendet, indem man für genügenden Abfluß sorgt. Zur *Drainage* verwenden wir *Gummihalbdrains*, die mit einer Gefäßklemme durchgezogen werden. Gazestreifen, auch wenn sie mit Salbe bestrichen sind,

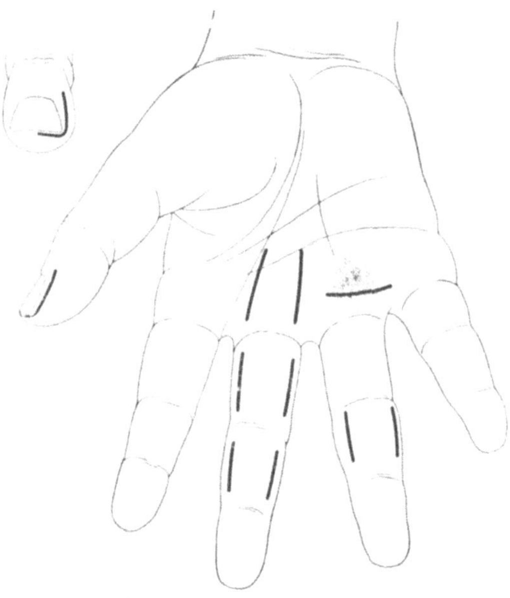

Abb. 51. Schnittführung zur Eröffnung der Fingereiterungen: Daumen: Halber Froschmaul- oder Kaulquappenschnitt bei subkutanem Panaritium der Fingerkuppe. Mittelfinger: Seitliche Schnitte bei Sehnenscheidenphlegmone. Ringfinger: Seitliche Schnitte bei Panaritium subcutaneum und Querschnitt beim Schwielenabsceß.

sollen grundsätzlich nicht eingelegt werden, da sie den Sekretabfluß verhindern. Es hat sich als vorteilhaft erwiesen, besonders bei rasch fortschreitenden Infektionen, am Schluß des Eingriffes 10000 E. Penicillin lokal unmittelbar proximal vom Entzündungsherd einzuspritzen. Einfacher ist es, wenn man zur Anästhesielösung das Penicillin hinzugibt. Bei jedem schweren, progredienten Panaritium empfiehlt es sich dringend, zudem die *allgemeine Penicillinbehandlung* in Form der Depotmischung (300.000 E. in 24 Stunden) bis zum Abklingen der Entzündungserscheinungen durchzuführen. Immer aber ist die Penicillinbehandlung nur als eine zusätzliche Maßnahme aufzufassen, welche die Incision und Drainage in keiner Weise ersetzen kann. Es folgt ein genügend dicker Verband, um eine eventuelle Nachblutung aufsaugen zu können. Der Finger wird in leichter Beugestellung — Mittelstellung — auf einer Kramerschiene fixiert. Ein Gipsverband wird nur in Ausnahmefällen nötig sein. Der Arm kommt in eine Schlinge. Dem Kranken wird ein Schmerzmittel mit nach Hause gegeben.

Nach einer richtig durchgeführten Incision sollen die Schmerzen rasch abklingen. Es ist daher nicht nötig, bei der Kontrolle am nächsten Tag den *Verband zu wechseln*. Frühestens am zweiten oder dritten Tag wird der meist blutig und eitrig durchtränkte Verband abgenommen. Wenn er klebt, wird er mit Wasserstoffsuperoxyd aufgeweicht. Womöglich soll es dabei nicht bluten. Die *Drains* werden je nach Umständen *nach drei bis fünf Tagen herausgenommen*. Der Verbandwechsel, auf diese Art schonend durchgeführt, soll dem Kranken keine Schmerzen bereiten.

Bei der Nachbehandlung möchten wir auf die viel diskutierten *Handbäder* nicht verzichten. Man soll damit nicht vor dem vierten bis sechsten Tage beginnen und die Dauer nicht über fünfzehn bis zwanzig Minuten pro Bad ausdehnen, um nicht die Haut zu stark zu erweichen. Die Patienten selber empfinden das Bad durchwegs als angenehm. Nach einer Woche beginnt man mit vorsichtigen aktiven Bewegungen. Passive schmerzhafte Mobilisation soll vermieden werden.

Nicht selten beobachtet man nach Fingereiterungen hartnäckige Versteifungen. Ein kleinerer Teil kann auf die Ruhigstellung zurückgeführt werden, ist also auf die bloße Inaktivität zu beziehen. Solche Versteifungen sind in der Regel nicht sehr langwierig und bessern sich meist nach wenigen Tagen oder Wochen. Weitaus wichtiger sind jedoch jene Störungen, die sich als Folge eines Reizzustandes des Sympathicus entwickeln. Sie werden gewöhnlich als *Sudeck*sche *Dystrophie* bezeichnet. Wir finden in diesem Falle eine blaurötliche Verfärbung der Haut, an den Fingern und am Handrücken, mäßige Überwärmung bei starker Kälteempfindlichkeit, vermehrte Schweißsekretion, mäßige Schwellung mit Glanzhaut, oft mit Verdickungen im Bereich der Mittel- und Endgelenke und eine beträchtliche Bewegungseinschränkung. Das Röntgenbild zeigt eine fleckige Aufhellung, die am ganzen Handskelet sichtbar sein kann. *Sudeck* bezeichnet diesen Zustand der Dystrophie als eine Entgleisung des normalerweise auftretenden physiologischen kollateralen Entzündungsvorganges. Dieses Stadium kann bei richtiger Behandlung reversibel sein. Dabei ist es von großer Wichtigkeit, daß die therapeutischen Maßnahmen keine neuen Reizzustände hervor-

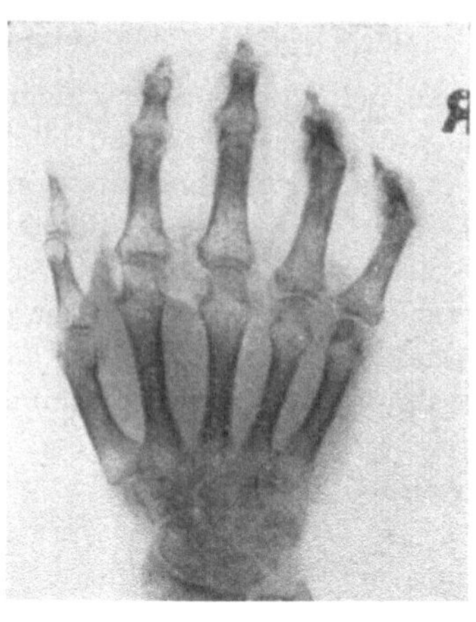

a

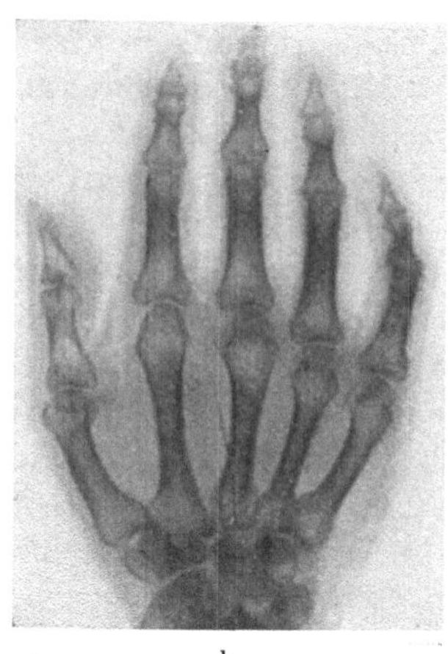

b

Abb. 52 a u. b. Sudecksche Dystrophie nach schwerem Daumenpanaritium bei einer 52jähr. Kranken. a Fleckige Osteoporose. Weitgehende Versteifung der Finger. Weichteilschwellung und Glanzhaut mit livider Verfärbung. Vermehrte Schweißsekretion. Starke Schmerzen beim Versuch passiver Bewegung. b Zustand nach 10 Anästhesien des Ganglion stellatum, warmen Handbädern und ausschließlich aktiven Bewegungen. Keine Massage. Die Osteoporose hat sich weitgehend zurückgebildet. Haut gefältelt, normale Zirkulation. Faustschluß vollständig und kräftig.

rufen. Massage und passive Bewegungsübungen durch Drittpersonen sind strikte zu unterlassen, denn sie verursachen *Schmerzen*. Diese Schmerzreize ihrerseits verschlimmern den sympathischen Reizzustand und verschlechtern die Beweglichkeit. *Ruhe* ist die beste Vorbedingung für eine ungestörte Heilung. Daneben sollen nach Abklingen der Eiterung aktive systematische Bewegungsübungen einsetzen, wobei darauf zu achten ist, daß auch sie keine Schmerzen hervorrufen sollen. In diesem Sinne ist zweifellos der Auffassung von *Böhler* zuzustimmen, der bekanntlich jede Massage und fremdtätige Bewegungen grundsätzlich verwirft. Warme Handbäder, wobei der Zusatz nebensächlich ist, und Heißluftbäder während fünfzehn bis zwanzig Minuten oder Quarzlichtbestrahlung sind vorteilhaft. Jede Polypragmasie ist schädlich und muß unterbleiben, auch wenn der Patient selbst darauf drängt. Am wirkungsvollsten kann durch eine frühzeitig einsetzende temporäre Ausschaltung des Ganglion stellatum die Sudecksche Dystrophie rückgängig gemacht werden (s. Kapitel V, b). In leichteren Fällen führen drei bis vier, in schwereren sechs bis zehn Sitzungen zu einem oft überraschenden Erfolg (Abb. 52a und b). Eine medikamentöse Behandlung, z. B. mit Nikotylamid (dreimal täglich zwei Tabletten), soll nach den Erfahrungen von *Rauber* vorteilhaft sein.

Gelingt es nicht, das Stadium der Dystrophie zu beeinflussen, so entwickelt sich der Zustand der *reinen Atrophie*, das jeder Behandlung trotzt. In diesem Falle finden wir eine starke Verminderung der Weichteile, so daß die Finger spindelförmig zugespitzt erscheinen. Die Gelenke sind verdickt, die Haut ist blaß und kühl. Im Röntgenbild erkennt man eine weitgehende Versteifung in Krallenstellung. Meist ist auch das Handgelenk nur sehr beschränkt beweglich.

Auf der *Streckseite der Finger* sind subkutane Eiterungen in der Regel gutartiger. Hier besteht die Gefahr eines Durchbruchs in die Sehnenscheiden nicht, da die Strecksehnen keine solchen besitzen. Aber auch hier wird man mit der seitlichen Eröffnung des Eiterherdes nicht lange zuwarten, sondern darnach trachten, die Progredienz der Infektion frühzeitig zu stoppen. Nicht selten kann man furunkelartige Entzündungen beobachten mit einem mehr oder weniger demarkierten Pfropf im Zentrum. Hier kann man unbesorgt die spontane Eröffnung abwarten.

4. Die Sehnenscheidenphlegmone.

Bricht ein Eiterherd in den Raum der Beugesehnenscheiden ein, so ist damit plötzlich ein schweres Krankheitsbild entstanden. Der bisher lokalisierte Prozeß kann sich in kürzester Zeit auf das ganze Gebiet des präformierten Hohlraumes ausdehnen. Der Patient wird uns häufig von sich aus diese Beobachtung mitteilen. Die anatomischen Verhältnisse sind für die Wege der Ausbreitung ausschlaggebend. Während die Sehnenscheiden der drei mittleren Finger in der Höhe der Grundgelenke enden, reichen diese bei Daumen und Kleinfinger bis weit in die Hohlhand in die Gegend der Handwurzel hinauf (Abb. 53).

Da zudem die beiden Sehnensäcke in zirka 50% in der Hohlhand miteinander kommunizieren, besteht die Gefahr einer gegenseitigen Infektion. Klinisch wird dadurch das gefürchtete Bild einer V-Phlegmone entstehen.

Die *Diagnose* stößt auf keine Schwierigkeiten. Schon die starke Schwellung der ganzen Finger deutet auf die ausgedehnte

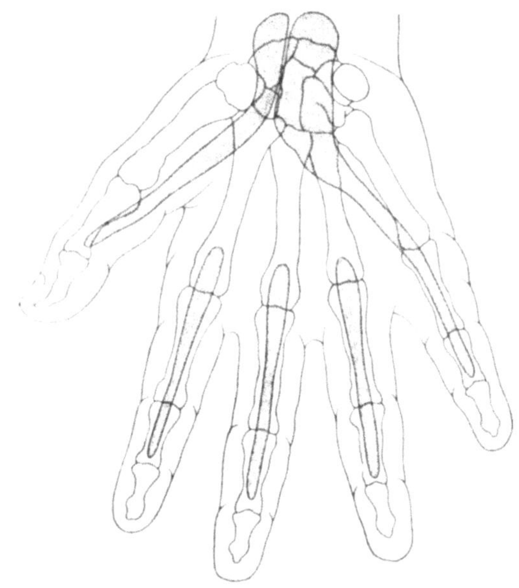

Abb. 53. *Schema der volaren Sehnenscheiden.* Am Zeige-, Mittel- und Ringfinger enden sie über den Grundgelenken. Am Daumen und Kleinfinger reichen sie weit in die Handflächen und stehen in 50% miteinander in Verbindung.

Infektion hin. Die Finger stehen in Beugestellung (Abb. 54). Aktive und passive Bewegungen sind stark schmerzhaft. Der Sondenversuch zeigt Schmerzen im Bereich der ganzen Sehnenscheide. Meist besteht Fieber zwischen 38 und 39°.

Das weitere Vorgehen ist klar: nur die sofortige Incision kann die Erhaltung der Beugesehnen erhoffen lassen. Schaffen wir dem Eiter nicht unmittelbaren Abfluß, so geht die Sehne zugrunde und der Finger versteift. Damit erhebt sich die Frage, ob der praktische Arzt selber die Incision ausführen soll oder nicht. Sie muß dahin beantwortet werden, daß beim Bestehen von Fieber der Patient ins Bett gehört und daher in eine chirurgische

Station eingeliefert werden soll. Nur wenn die Tempe atur nicht erhöht ist, läßt sich eine ambulante Behandlung durchführen. Wenn die Sehnenscheidenphlegmone vom Daumen oder Kleinfinger ausgeht und damit die Gefahr einer Hohlhandphlegmone unmittelbar bevorsteht, gehört der Patient in eine spezialärztliche Behandlung. *Für den praktischen Arzt bleiben also lediglich die Sehnenscheidenphlegmonen der drei mittleren Finger reserviert, unter der Bedingung, daß höheres Fieber fehlt.* Falls die Voraussetzungen für eine sachgemäße Behandlung, Zeit, technisches Können, Hilfspersonal usw. erfüllt sind, wird er daher den Eingriff selbst vornehmen können.

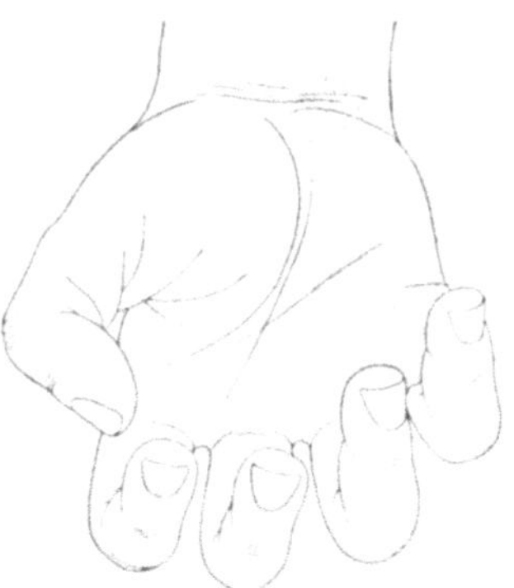

Abb. 54. Schmerzhafte Beugestellung bei Sehnenscheidenphlegmone des Kleinfingers mit weit proximal reichender Schmerzzone.

Für die Incision der Sehnenscheidenphlegmone gelten die gleichen Regeln wie sie bereits oben auseinandergesetzt wurden. Allgemeinnarkose und Blutleere sind unerläßlich. Wir beginnen am Orte der größten Schmerzhaftigkeit. Von der seitlichen Incision aus wird nun *unter Sicht* die Sehnenscheide dargestellt (Abb. 51). Zeigt die Sehnenscheide trübes Exsudat oder Eiter, so wird sie in der Länge der Hautincision eröffnet. Es folgen Gegenincision und Drainage. Zwei weitere Incisionen über dem Grundgelenk volar vervollständigen den Eingriff. Auch hier mag es vorteilhaft sein, eine lokale Penicillinbehandlung, 10000 E. am proximalen Ende des Entzündungsherdes, durchzuführen. Weiter ist es notwendig, auch allgemein Penicillin (Depotmischung) zu verab eichen. Damit kann unter Umständen eine Sehnennekrose vermieden werden. Der Verband und die Fixation erfolgen auf die oben beschriebene Weise. Zu Hause soll der Patient den Arm in Schulterhöhe lagern. Im weiteren Verlauf wird sich zeigen, ob die Sehne erhalten bleibt oder abstirbt. Waren die Sehnenscheiden bereits vereitert, so wird die Nekrose kaum ausbleiben. Dies führt zu einem langwierigen schleichenden Verlauf, der erst nach Wochen oder gar Monaten zur Ruhe kommt, erst dann, wenn sich die Sehne abstößt (Fingerwurm). Da der Finger somit der Versteifung anheimfällt, häufig auch eine Knochen- und Gelenkeiterung (Mittelgelenk) besteht, läßt sich die Heilung wesentlich durch die Exartikulation im Grundgelenk abkürzen. Voraussetzung ist, daß die akute Infektion abgeklungen ist. Der Stumpf wird drainiert und nur mit Situationsnähten vereinigt.

Hier soll noch auf ein Krankheitsbild hingewiesen werden, das unter Umständen ein Panaritium an der Fingerstreckseite mit starkem Handrückenödem vortäuschen kann. Es handelt sich um das *Erysipeloid*, das gelegentlich bei Metzgern und Köchen beobachtet werden kann. Es wird durch den Erreger des Schweinerotlaufes, Bacillus murisepticus, hervorgerufen. Wir finden eine auffällige blaurötliche Verfärbung und Schwellung an den Fingern und am Handrücken, die keine scharfen Grenzen zeigt wie das Erysipel. Außer Juckreiz bestehen keine subjektiven besonderen Beschwerden. Fieber fehlt. Es wäre falsch, hier incidieren zu wollen. Nach Ruhigstellung allein eventuell mit Serumbehandlung klingt das Erysipeloid rasch ab. (Subkutane Injektion von 15 bis 20 ccm Rotlaufserum an der Infektionsstelle.) Am schnellsten bringt eine Penicillinbehandlung die Affektion zur Abheilung.

5. Der Schwielenabsceß und die Interdigitalphlegmone der Hohlhand.

Ausgehend von rissigen Schwielen oder auch Blasenbildungen entwickelt sich in der Hohlhand, meist über den Grundgelenken des dritten oder vierten Fingers, eine oberflächliche, umschriebene Eiteransammlung. Die genau lokalisierte Druckschmerzhaftigkeit und Rötung sowie eine leichte Spreizstellung des Fingers sind symptomatisch für einen solchen Schwielenabsceß (Abb. 55 a und b). Bei weiterem Fortschreiten finden wir eine Infiltration im Bereich der Interdigitalfalte, die sich gegen den Handrücken ausbreitet, und sprechen dann von einer *Interdigitalphlegmone.*

Diese Form der Hohlhandphlegmone zeigt im allgemenein keine Tendenz zur weiteren raschen Ausbreitung gegen die Tiefe. Die *Incision des Schwielenabscesses* macht daher keine Schwierigkeit. Man eröffnet ihn in Narkose mit zwei kleinen Längsschnitten und drainiert ihn mit einem Gummihalbrohr. Auch eine quere Incision über der Kuppe des Herdes ist gebräuchlich. Schwieriger liegen die Verhältnisse bei der Interdigitalphlegmone. Hier empfiehlt sich die Längsspaltung des Interdigitalraumes durch die Schwimmhaut nicht, da sie hinderliche Nervenstörungen zur Folge hat. Man soll besser von der Vola aus einen Längsschnitt anlegen, eine Arterienklemme gegen das Dorsum zu einführen und hier eine Gegenincision machen. Dabei soll eine Hautbrücke stehenbleiben. Drainage und Ruhigstellung sind selbstverständlich.

Über die *tiefen Hohlhandphlegmonen* wurde bereits das diagnostisch Wichtige bei der Sehnenscheidenphlegmone gesagt.

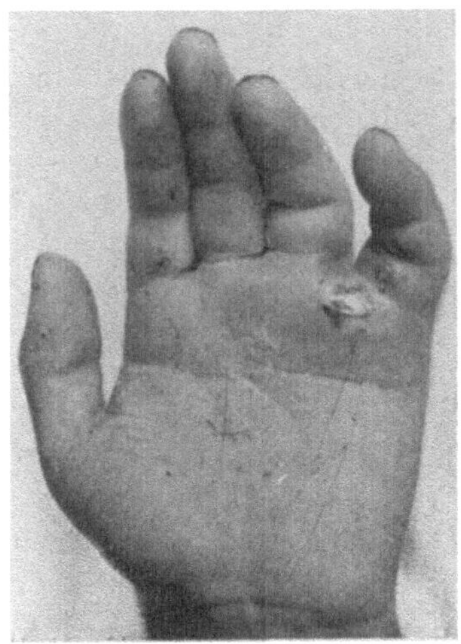

a

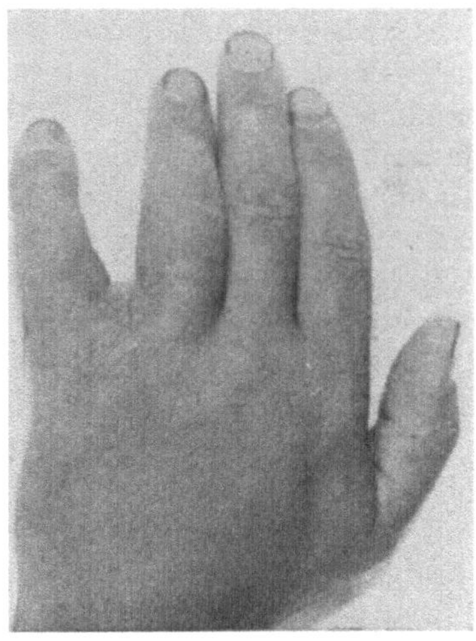

b

Abb. 55 a u. b. Schwielenabsceß an der Basis des Kleinfingers. Infolge ungenügender Eröffnung hat sich eine Interdigitalphlegmone entwickelt. Typisches Abstehen des Kleinfingers.

Nähere Einzelheiten über die verschiedenen Ausbreitungswege und eine Beschreibung der operativen Eröffnung erübrigen sich an dieser Stelle, denn dies fällt außerhalb der Aufgaben des praktischen Arztes. Diese Eiterungen gehören in die Hand eines Spezialisten und erfordern Krankenhausbehandlung, wo auch eine Penicillinkur möglich ist. Möglichst frühzeitige Incision ist auch hier unbedingt erforderlich.

6. Das Panaritium articulare.

Im Verhältnis zu den bisher beschriebenen Fingereiterungen ist das *isolierte Gelenkpanaritium eine ziemliche Seltenheit.* Es entwickelt sich nach kleinen Stichverletzungen, die das Gelenk eröffnet haben. Die äußere Wunde kann bereits völlig abgeheilt sein. Häufiger entsteht die Gelenkeiterung als Folge einer Sehnenscheiden- und Knochenentzündung. *Klinisch* finden wir eine leichte Beugestellung, sehr heftige Schmerzen im Gelenkbereich beim Versuch einer aktiven oder passiven Bewegung sowie bei Stauchung oder Zug. Fieber fehlt selten. End- und Mittelgelenk werden auch meistens betroffen. Bei längerem Bestehen läßt sich eine abnorme seitliche Beweglichkeit nachweisen.

Die Behandlung bezweckt, den Eiterherd, d. h. das Gelenk, von zwei seitlichen Schnitten aus präparatorisch freizulegen, zu eröffnen und zu drainieren. Zugleich ist eine Penicillinbehandlung einzuleiten. Zur Ruhigstellung eignet sich der Gipsverband besser als die Kramerschiene. Da das infizierte Gelenk voraussichtlich versteifen wird, ist auf eine günstige Stellung von Anfang an zu achten. Dies gilt besonders für das Endgelenk. Versteifungen im Mittelgelenk bringen meist eine so schwere Gebrauchbehinderung mit sich, daß man besser nach Abklingen der akuten Entzündung die Amputation in der Höhe der Grundphalanx vornimmt. Entschließt man sich zur Erhaltung, so ist eine leichte Beugestellung am vorteilhaftesten. Bis zur völligen Ankylosierung muß man oft mehrere Monate warten. Von einer Resektion des befallenen Gelenkes kann man keine günstigen Erfolge erwarten.

7. Das Panaritium ossale.

Die Infektion einer Fingerphalanx kann sich als Folge einer Stichverletzung, eines subkutanen Panaritiums, einer offenen Fraktur oder einer Sehnenscheidenphlegmone entwickeln. Besonders letztere ist für die Knocheneiterung am Mittel- und Grundglied verantwortlich. Veränderungen im Röntgenbild erkennt man meist erst nach zwei bis drei Wochen, wobei man sich hüten muß, physiologische Rauhigkeiten an der Volarseite der Phalangen als periostale Auflagerungen zu deuten. Besteht der Prozeß bereits längere Zeit, so erkennt man die Knochennekrose an der Sclerosierung. Dies gilt besonders für das *Endglied*, wo man drei verschiedene Stadien beobachten kann (*Beck, Klapp*): Teilnekrose in Form von *Randsequestern, Teilsequestrierung* bis zur Epiphysenlinie und *Totalsequester.* Klinisch erkennen wir die Beteiligung des Knochens beim Entzündungsprozeß an einer mächtigen, kolbigen Auftreibung und starken Schmerzen. Wunden oder frühere Incisionen zeigen ein üppiges vorquellendes Granulationsgewebe. Wiederum soll die *Frühincision* angestrebt werden, denn eine rechtzeitige Eiterentleerung kann eine Knochensequestrierung unter Umständen noch verhüten. Dazu eignet sich der auf S. 117 beschriebene *halbe Froschmaulschnitt* am besten. Zusätzlich ist eine Penicillinbehandlung nicht zu unterlassen. Kommt es im Laufe der nächsten zwei bis drei Wochen dennoch zur Sequesterbildung, so kann man den abgestoßenen Knochen mit einer Pinzette unschwer aus der Wunde entfernen. Im allgemeinen empfiehlt es sich, nicht nur beim Daumenendglied, wo es selbstverständlich ist, sondern auch bei den anderen Fingern *konservativ zu sein* und die spontane Demarkierung abzuwarten. Denn häufig tritt im Laufe mehrerer Wochen eine erstaunliche *Regeneration* ein. Auch nach einer Totalsequestrierung kann eine Regeneration beobachtet werden, falls der Periostschlauch erhalten bleibt. Auch hier ist es nicht ratsam, eine Absetzung vorzunehmen. Denn es bildet sich nach der Ausstoßung der Endphalanx meist ein sehr guter und brauchbarer Stumpf, der besser ist als ein operativ gesetzter. Allerdings braucht es dazu Geduld.

Beim Knochenpanaritium am Mittel- und Grundglied handelt es sich immer auch um schwere Zerstörungen der Weichteile, vor allem der Beugesehne. Die Erhaltung eines Langfingers ist daher zwecklos. Man exartikuliert ihn im Grundgelenk, wenn die akute Entzündung zur Ruhe gekommen ist. Beim Daumen freilich wird man mit der Absetzung länger zuwarten, in der Hoffnung, daß wenigstens Teile noch erhalten bleiben. Eine *Röntgenbestrahlung* kann in vielen Fällen den Verlauf erheblich abkürzen.

Anhang.

Unguis incarnatus und Onychogryphosis.

Hauptsächlich am Nagel der Großzehe finden wir häufig die seitlichen Ränder umgebogen und tief eingedrückt. Ursache dieser Deformierung ist meist ein unzweckmäßiges Schuhwerk, das die Zehen zusammenpreßt. Es ist daher nicht verwunderlich, daß der Unguis incarnatus häufiger bei Frauen als bei Männern auftritt. Im Anschluß an einen Tritt auf die Zehen (Fußballer) oder durch starkes seitliches Zurückschneiden des Nagels kommt es zu kleinen Verletzungen des Nagelfalzes. Durch den Druck

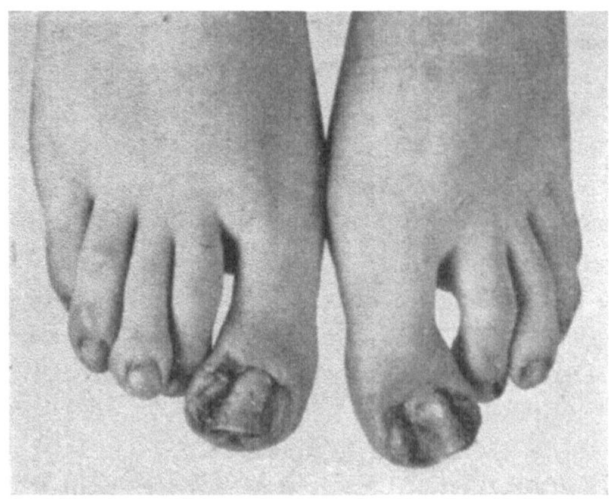

Abb. 56. Unguis incarnatus an beiden Großzehen.

der zu engen Schuhe werden die Weichteile gegen den Nagelrand ständig angedrückt, so daß die Wunde nicht ausheilen kann. Regelmäßig tritt sehr bald eine Infektion hinzu, der tief eingewachsene Nagelrand wird vom Eiter unterminiert, die Weichteile schwellen an, und es entwickelt sich ein seitlich überwucherndes Granulationsgewebe (Abb. 56). In diesem Zustand ist eine konservative Behandlung zwecklos: Fußbäder, Unterschieben von Watte unter den Nagelrand oder seitliches Zurückschneiden verlängern nur die Heilungsdauer.

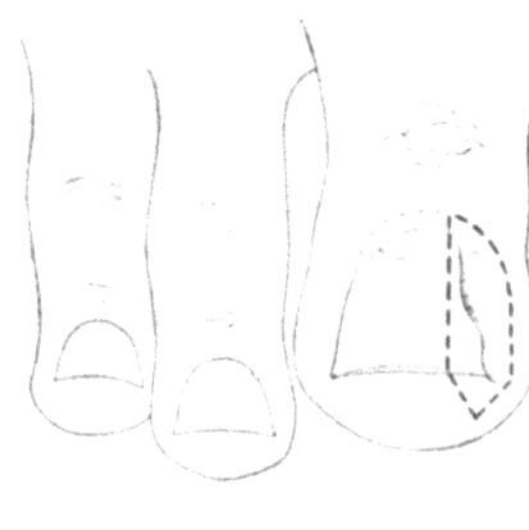

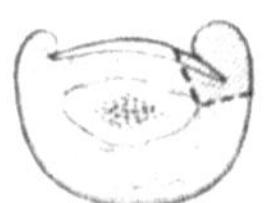

Abb. 57. *Unguis incarnatus:* Teilentfernung des Zehennagels und Keilexcision des seitlichen Nagelwalls.

Nur die sachgemäß ausgeführte Operation führt zum Ziel. Sie wird in Leitungsanästhesie nach *Oberst* (siehe Kapitel II) ausgeführt. In den meisten Fällen genügt es, den eingewachsenen Nagelrand in einer Breite von zirka 2 mm zu entfernen. Man verwendet dazu eine spitze, genügend starke Schere, unterfährt den Nagel bis zur Wurzel und schneidet ihn durch. Der Nagelrand wird nach außen herausgedreht. Dann folgt der wichtigste Teil des Eingriffes, die Excision des Nagelfalzes, die allein vor Rückfällen schützt. Das Geschwür und die seitlichen Partien der Nagelwurzel werden keilförmig ausgeschnitten und mit dem scharfen Löffel geglättet (Abb. 57). Damit wird verhütet, daß sich die seitliche Nagelpartie wieder regeneriert. Nur in Fällen, in denen sich die Infektion be eits unter dem Nagel entwickelt

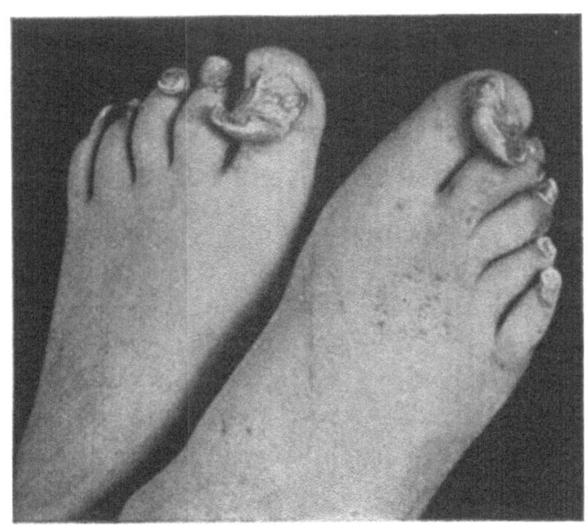

Abb. 58. *Onychogryphosis*, Nagelhorn: Die Excision hat mitsamt der Nagelmatrix zu erfolgen.

hat und ihn unterspült, muß der ganze Nagel entfernt werden. Die Technik ist die gleiche wie beim Fingernagel (s. Kapitel X, k, Paronychie). Die Wundfläche wird mit einem Salbenverband gedeckt. Besonders bewährt hat sich die Penicillinsalbe, da sie die oft längerdauernde Infektion des Wundbettes hintanhält. Ein genügend mit Watte gepolsterter Verband dient zum Aufsaugen der meist ziemlich starken Blutung. Der Kranke muß zur ambulanten Operation einen entsprechend großen Pantoffel mitbringen.

Als *Onychogryphosis* bezeichnet man die krallenförmige Deformierung eines Nagels mit starker Verdickung der Hornschicht. Zur Hauptsache ist diese durch mechanische Druckwirkung auf das Nagelbett verursachte Veränderung an der Großzehe zu beobachten, wo sie bei entsprechender Vernachlässigung groteske

Formen annehmen kann (Abb. 58). Da der Schuh ständig auf das Nagelhorn drückt, kommt es zu Reizzuständen, die recht hinderlich sein können. Die alleinige Entfernung nützt nichts, da der Nagel mit der gleichen Deformierung wieder wächst. Man muß daher in Leitungsanästhesie den Krallennagel mitsamt seiner Matrix excidieren. Die Spaltung in der Mitte ist oft wegen der mächtigen Horndicke unmöglich, so daß man ihn von der Seite her herausschneiden muß. Nach der sachgemäßen, genügend tiefen Excision der Matrix wird bald eine recht solide Überhäutung eintreten, so daß der Nagelverlust keine weiteren Nachteile zur Folge hat.

XI. Der variköse Symptomenkomplex.

Unter diesem Namen versteht man grundsätzlich alle Venenerweiterungen an den abhängigen Körperpartien, also Varizen an den unteren Extremitäten, Hämorrhoiden und Varicocelen. Ursächlich werden im allgemeinen neben einer meist angeborenen Bindegewebsschwäche der Venenwände mit Klappeninsuffizienz die aufrechte Körperhaltung — hohe Blutsäule —, eine innersekretorische Dysfunktion und mechanische Momente verantwortlich gemacht, ohne daß letzten Endes darüber Klarheit herrscht.

a) Varizen. — Ulcus varicosum. — Thrombophlebitis.

Varizen.

Erweiterungen der Vena saphena magna und parva sind äußerlich unschwer durch eine bläuliche Vorwölbung der Haut, geschlängelten Verlauf, Bildung sackartiger Erweiterungen in sehr wechselndem Grade zu erkennen. Von der einfachen vermehrten Venenzeichnung über die Venektasien finden sich fließende Übergänge bis zu großen Krampfaderkonvoluten. Im allgemeinen liegen die Varizen an der Innenseite des Unterschenkels in der Wadengegend und ziehen über die innere Kniegegend auf die mediale Oberschenkelfläche.

Wichtig ist der sogenannte Trendelenburgsche Versuch, der die Klappeninsuffizienz und den rückläufigen Blutstrom erkennen läßt: Durch Hochheben des Beines wird das Krampfadergebiet blutleer gemacht. Dann wird die V. saphena magna in der Fossa ovalis manuell komprimiert und der Kranke aufgerichtet. Läßt man nun die Vene frei, so füllen sich die Varizen schlagartig wieder an. Füllen sich die Varizen rasch noch während der Kompression der Saphena, so ist dies ein Zeichen dafür, daß die tiefen Beinvenen (z. B. nach Thrombose der V. femoralis) nicht durchgängig sind und der Abfluß des venösen Blutes durch die oberflächlichen Venen gehen muß. Eine Verödung darf in diesem Falle nicht ausgeführt werden.

Frauen sollen häufiger erkranken als Männer. Subjektiv empfinden die Träger von Varizen oft ein Gefühl der Spannung und Schwere, ein unangenehmes Jucken, Brennen oder Stechen, manchmal auch Krämpfe der Wadenmuskulatur. Nach längerem Stehen oder Gehen nehmen die Erscheinungen zu, ohne daß die anatomische Ausbreitung mit den mannigfachen Beschwerden parallel zu gehen braucht. Früher hat man häufig von tiefen Varizen gesprochen, wenn bei solchen Beschwerden keine äußeren Varizen sichtbar waren. Heute wird man sich nach den Erfahrungen mit der Venographie nur noch schwer zu einer solchen Diagnose verleiten lassen, hat sich doch gezeigt, daß es sich meist um eine beginnende Endarteritis obliterans handelt. Infolge der Zirkulationsverschlechterung durch die Blutstase kommt es besonders im unteren Drittel der Unterschenkelinnenseite zu einer braunen oder bläulichen Pigmentierung, die früher oder später zu Ödem, Ekzem oder Ulcus cruris führt. Weitere Komplikationen sind Thrombose und Thrombophlebitis, die unter Umständen eine Lungenembolie zur Folge haben können, sowie die Ruptur eines Varixknotens.

Eine Krampfaderblutung kann dem Laien recht bedrohlich erscheinen, ist aber harmlos. Durch Hochlagern des Beines und Kompressionsverband kann sie leicht gestillt werden.

Die große Verbreitung des Leidens bringt es mit sich, daß der praktische Arzt sehr häufig in die Lage versetzt wird, Varizen behandeln zu müssen. Teils wegen der genannten subjektiven Beschwerden, teils auch wegen des kosmetischen Nachteils wird ärztliche Hilfe in Anspruch genommen, nicht zuletzt auch aus Versicherungsgründen. Wird doch häufig die Anstellung in einem öffentlichen Betrieb, Eisenbahn, Straßenbahn usw., davon abhängig gemacht, daß die Varizenträger ihr Leiden vorher beseitigen lassen. Als Behandlung der Wahl hat sich immer mehr die künstliche Verödung durch Einspritzung durchgesetzt. Auch die großen Kliniken sind davon abgekommen, Varizen durch operative Eingriffe zu heilen, da die verschiedenen Methoden mehr oder weniger gegenüber der Injektionsbehandlung enttäuscht haben. So sind wir nach der perkutanen Umstechung nach *Kocher*, der Exstirpation größerer Venenkonvolute und der Extraktionsmethode mit der Drahtknopfsonde von *Babcock* zur Varizenverödung gelangt und operieren nur noch in Ausnahmefällen. Für den praktischen Arzt eignet sich die *ambulant durchführbare Injektionsbehandlung* besonders deswegen, weil die technische Durchführung im allgemeinen recht einfach ist und keines großen Apparates bedarf.

Die Wirkung der verschiedenen hypertonischen Injektionsmittel beruht darauf, daß die Intima geschädigt wird, sich ablöst und ein allseitig fest haftender wandständiger Thrombus gebildet wird. Dieser wird nach acht bis vierzehn Tagen von der Media aus bindegewebig organisiert. Diese innige Verankerung des Thrombus mit der Venenwand stellt den grundlegenden Unterschied dar gegenüber dem Spontan- oder Gerinnungsthrombus. Es ist daher durchaus erklärlich, daß die Gefahr einer Lungenembolie nach der Verödungstherapie sehr gering ist. Nach großen Statistiken (*Schwarz*) wird das Risiko einer tödlichen Embolie nach Injektionsbehandlung auf 0,02% gegenüber 0,4 bis 3% nach Krampfaderoperationen veranschlagt.

Die *Indikation* kann recht weitgehend gefaßt werden. Immerhin sind gewisse Einschränkungen zu machen. Nicht gespritzt sollen werden: kleine geschlängelte, aber nicht erweiterte Venen, Kranke über 65 bis 70 Jahre, alle Patienten mit Herz- und Nierenleiden, Diabetiker, Hypertoniker, Tuberkulöse, Hyperthyreosen und fieberhaft Erkrankte. Eine Gegenindikation ist ferner gegeben bei Leuten mit einer Endarteritis obliterans — *Winiwarter-Buerger* —, Claudicatio intermittens — fehlende Pulsation der A. tibialis posterior und dorsalis pedis — und bei stark infizierten Ulcera cruris. Ist eine Thrombophlebitis vorangegangen, so soll mit der Verödung einige Monate zugewartet werden. Auf die Bedeutung des Trendelenburgschen Versuches ist bereits hingewiesen, nur wenn die tiefen Venen durchgängig sind, darf gespritzt werden.

Bei Varizen am Unterschenkel und bei geringer Ausdehnung im unteren Drittel des Oberschenkels injizieren wir direkt in die erweiterten Venen. Ist der Oberschenkel jedoch höher hinauf varicos verändert, so gehen wir nach der Methode von *Moszkowicz* vor. Hierbei wird der höchste Varixknoten oder besser noch die Vena saphena magna in der Fossa ovalis, kurz vor ihrer Einmündung in die Femoralvene, freigelegt und nach Unterbindung zentralwärts in den distalen Teil injiziert. Damit haben wir völlige Sicherheit, daß nicht etwa das sklerosierende Mittel über die V. saphena hinausgelangt und Schaden stiften kann.

Das Instrumentarium besteht aus einer 5 bis 10 ccm fassenden Rekordspritze, wobei ein exzentrischer Konus vorteilhaft ist. Die Nadeln sollen dünn und kurz geschliffen sein, weil damit die Gefahr einer paravenösen Injektion bedeutend herabgemindert werden kann. Ein oder zwei Gummischläuche mit Gefäßklemmen und eine elastische Binde vervollständigen den Bedarf.

Als Injektionsmittel sind gebräuchlich:

5- bis 10%iges *Varicocid* (Natriumsalze bestimmter Fettsäuren des Lebertrans) in 3,3-ccm-Ampullen, oder Phlebex,

Varicophthin (20%ige NaCl-Lösung mit Zusatz eines Anaestheticums) in 5-ccm-Ampullen,

Skleromerphen in 2-ccm-Ampullen,

Varicocalorose oder 60%ige Traubenzuckerlösung bei der Methode nach *Moszkowicz* 20 bis 40 ccm.

Technik der Varizenverödung.

Der Kranke liegt auf dem Behandlungstisch, während der Unterschenkel senkrecht herabhängt. Auch in sitzender Stellung kann gespritzt werden. Peripher von der Injektionsstelle wird eine Staubinde angelegt, gewöhnlich oberhalb des Sprunggelenkes, um den venösen Blutstrom zu drosseln (Abb. 59a und b). Als erste Injektionsstelle wählen wir meist die Gegend unmittelbar unterhalb des Kniegelenkes. Nach Rasieren und gründlicher Desinfektion sticht man die Nadel etwas seitlich vom Varixknoten ein und punktiert erst dann die Vene. Man überzeugt sich durch Aspiration, daß sie richtig liegt. Es soll nur wenig Blut angesogen werden, um nicht das Verödungsmittel zu verdünnen. Ist man nicht völlig sicher, daß die Nadel in der Vene liegt, darf keinesfalls „versuchsweise“ eingespritzt werden, denn sonst riskiert man eine Nekrose. Dies ist die Hauptgefahr der ganzen Verödungstherapie. Alle Injektionsflüssigkeiten erzeugen, paravenös ge-

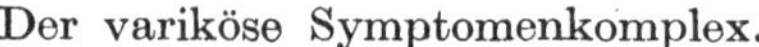

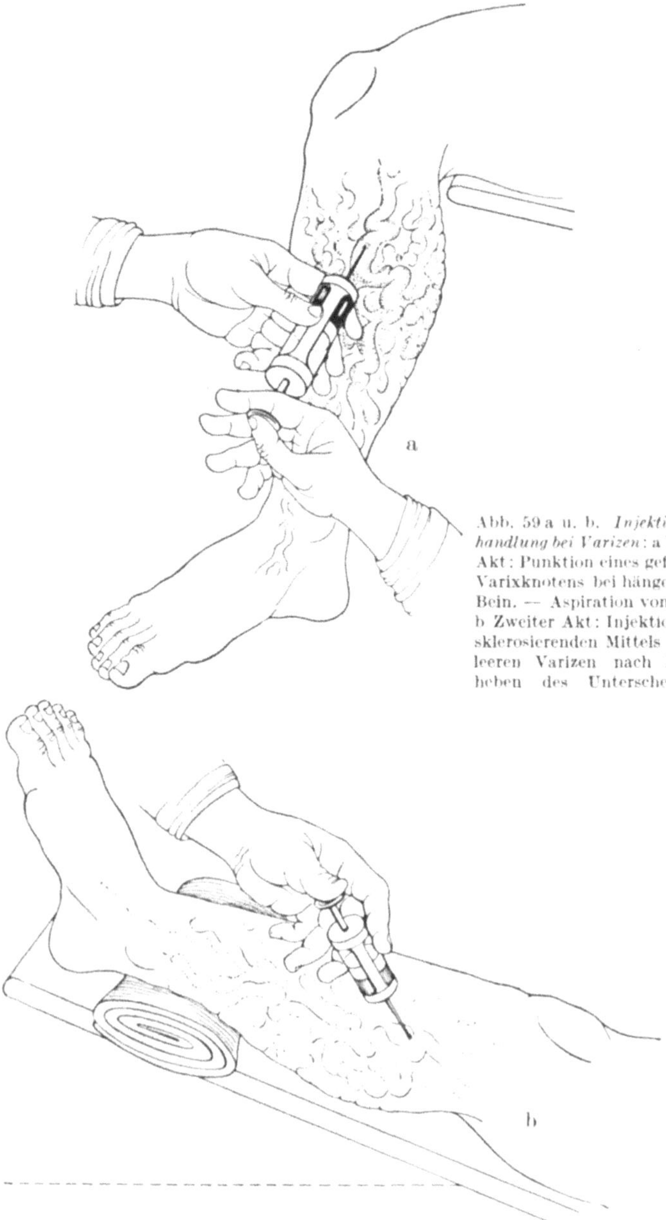

Abb. 59 a u. b. *Injektionsbehandlung bei Varizen*: a Erster Akt: Punktion eines gefüllten Varixknotens bei hängendem Bein. — Aspiration von Blut. b Zweiter Akt: Injektion des sklerosierenden Mittels in die leeren Varizen nach Hochheben des Unterschenkels.

spritzt, eine Gewebsschädigung, die unangenehme, langdauernde Hautdefekte zur Folge hat. Die Abheilung braucht oft mehrere Monate.

Das sklerosierende Mittel soll möglichst konzentriert mit der Venenwand in Berührung kommen. Es ist daher nötig, die Vene blutleer zu machen. Zu diesem Zweck wird der Unterschenkel von einer Hilfsperson über die Horizontale gehoben und das Krampfadergebiet ausgestrichen. Die Nadel darf sich dabei nicht verschieben. Jetzt kann eine zweite Staubinde hoch am Oberschenkel angelegt werden, um zu verhindern, daß das Mittel über die V. saphena hinaus in die Femoralvene gelangt. Unbedingt nötig ist sie nicht. Nun wird die Lösung langsam eingespritzt. Dabei soll der Patient keine Schmerzen an der Injektionsstelle verspüren, sondern nur ein diffuses ziehendes oder auch leicht brennendes Gefühl im Bereich der Wadengegend. Häufig treten diese Beschwerden erst nach erfolgter Injektion auf. Stärkere, scharf brennende Schmerzen an der Einstichstelle sind das Zeichen dafür, daß paravenös gespritzt wird. Die Injektion ist sofort abzubrechen. Durch Massage sorgt man für eine Verteilung der Flüssigkeit und spritzt dann in diese Gegend 10 bis 20 ccm physiologische Kochsalzlösung oder Aqua dest. Kommt es trotzdem zu einer stärkeren Gewebsschädigung, so bildet sich in kurzer Zeit eine weißliche Hautverfärbung mit anschließender Blasenbildung und Hautnekrose.

Nach beendigter Einspritzung wird die Einstichstelle mit einem sterilen Tupfer komprimiert, um den Rückfluß zu verhindern. Noch in erhobener Stellung wird das Bein von unten her mit einer elastischen Binde fest eingebunden. Dann läßt man den Kranken aufstehen und nach Hause gehen. Er soll auch in den nächsten Tagen nicht im Bett bleiben, wenn Spannungsgefühl und Schmerzen im thrombosierten Gebiet auftreten. In den allermeisten Fällen wird er seine Arbeit nicht aussetzen müssen.

Mehr als eine Injektion pro Sitzung führen wir in der Regel nicht aus. Nach einigen Tagen findet man die thrombosierten Varizen als derben Strang, oft mit einer gelblichen Verfärbung der darüberliegenden Haut. Nach vier bis sechs Tagen können die Einspritzungen eventuell wiederholt werden. Je nach der Ausdehnung des Krampfadergebietes wird die Behandlung in fünf bis acht Sitzungen, selten mehr, vervollständigt. Manchmal gelingt es, selbst bei großen, verzweigten Varizen mit einer Sitzung auszukommen.

Bei der Methode von *Moszkowicz* wird am stehenden Patienten der höchste Varixknoten mit einer Farbstofflösung bezeichnet und rasiert, dann der Patient auf den Operationstisch gelegt und die Venen durch Ausstreichen blutleer gemacht. Will man die Vene in der Fossa ovalis freilegen, so kann die Hautmarkierung unterbleiben. Nach der Hautreinigung und Umspritzung mit Anästhesielösung wird ein 3 bis 4 cm langer Hautschnitt, am besten in der Spaltrichtung (d. h. schräg von oben außen nach innen unten) geführt und das subkutane Gewebe durchtrennt. Die oberflächliche Vene ist meist bei einiger Übung leicht zu finden. In der Fossa ovalis liegt sie etwas tiefer. Sie wird freipräpariert mit anatomischer Pinzette und stumpfer Schere. Gegen oben wird eine Ligatur mit Catgut angelegt, gegen unten wird ein Catgutfaden um die Vene herum geführt, aber noch nicht geknöpft. Durch Hochziehen wird die Vene gedrosselt und mit einer feinen spitzen Schere eröffnet. In die Öffnung wird eine stumpfe Kanüle, eventuell mit Gummizwischenstück, eingeführt, der Faden darüber einfach geknöpft und 20 bis 40 ccm Varikosmon oder 60%ige Traubenzuckerlösung eingespritzt (Abb. 60). Während die Kanüle herausgezogen wird, läßt man den unteren Faden zuziehen und knöpfen. Das Sklerosemittel darf dabei nicht ausfließen. Das Venenstück zwischen den beiden Ligaturen wird reseziert und die Wunde mit zwei Hautnähten

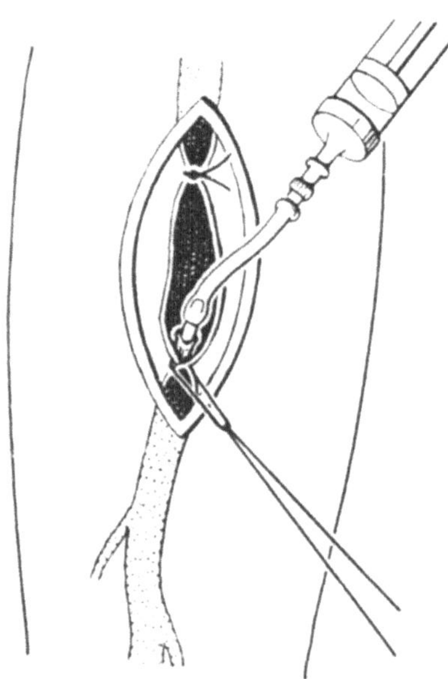

Abb. 60. *Chirurgische Injektionsbehandlung nach Moszkowicz:* Die V. saphena am Oberschenkel ist freigelegt und zentralwärts unterbunden. In den abführenden Schenkel ist die Kanüle eingeführt, darüber eine einfache Fadenschlinge gelegt.

verschlossen. Nach dem Kompressionsverband wird eine elastische Binde vom Fuß bis über die Operationsstelle angewickelt. Die Patienten können auch nach dieser „chirurgischen" Injektionsbehandlung aufstehen und sofort nach Hause entlassen werden. Nach sechs bis acht Tagen wird die Hautnaht entfernt. Mit dieser Methode gelingt es oft in einer einzigen Sitzung, große Krampfaderkonvolute am Oberschenkel zur Verödung zu bringen. Bleiben darnach noch einzelne Knoten am Unterschenkel unberührt, so können diese dann nach einer Woche direkt gespritzt werden.

Nach der Injektionsbehandlung sind *Rezidive* nicht ausgeschlossen. Die Dauererfolge schwanken zwischen 70 bis 85%; sie sind aber immer noch wesentlich besser als die Resultate der operativen Behandlung, die 40 bis 50% Rezidive ergibt.

Ulcus varicosum.

Auch beim *Ulcus cruris* hat sich die Verödungstherapie bewährt. Voraussetzung ist allerdings, daß das Unterschenkelgeschwür sich nicht im akut entzündlichen Stadium befindet. Durch Ruhe, feuchte oder Salbenverbände bringt man die Infektion zum Abklingen. Man injiziert am besten nicht in unmittelbarer Nähe des Ulcus, sondern im oberen Drittel des Unterschenkels. Langdauernde, hartnäckige Geschwüre und Ekzeme können so bald zur Abheilung gebracht werden. Es bleiben dann immer leider noch viele Ulcera, die mit den verschiedenen Salben oder Streupulvern behandelt werden müssen und von Patient und Arzt viel Geduld erfordern. Neben den gebräuchlichen Salben hat sich besonders die Penicillinsalbe bewährt, vor allem beim infizierten Ulcus. Sowie die Sekretion zurückgegangen ist, kann ein Zinkleimverband angelegt werden. Seine Zusammensetzung ist folgende:

Gelatinae albae
Zinc. oxydat. . . . . āā 30
Glycerini 50,0
Aq. 90,0

Nach Reinigung der Haut wird das Bein einige Zeit hochgelagert, um eine eventuelle Schwellung zum Verschwinden zu bringen. Das Geschwür wird mit Dermatol- oder Cibazolpulver bestreut und mit einer Gaze bedeckt. Dann wird der gut erwärmte

Zinkleim mit einem Pinsel auf die Haut aufgetragen. Darauf wird eine Gazebinde ohne Falten in einfacher Schicht vom Fuße beginnend bis zum Knie angewickelt. Es folgt eine weitere Lage Zinkleim, dann im Wechsel wieder eine Gazeschicht, im ganzen drei bis vier Umwicklungen. Der Zinkleim trocknet ziemlich rasch, so daß der Patient nach einer Stunde nach Hause gehen kann. Das Ulcus soll, wenn möglich, überbunden werden. Ist die Sekretion noch zu stark oder treten bald wieder Schmerzen auf, so wird der Zinkleimverband über dem Ulcus ausgeschnitten und die Salbenbehandlung fortgesetzt.

Für den praktischen Arzt ist die Verwendung fertiger Zinkleimbinden (Ulcosan, Varicosan usw.) im allgemeinen bequemer und rascher, wenn auch im Preise etwas teurer.

Der Verband kann zwei bis drei Wochen, eventuell auch länger liegenbleiben und wird bis zur Abheilung des Ulcus erneuert. Recht wirkungsvoll hat sich bei der Behandlung hartnäckiger torpider Unterschenkelgeschwüre die *Anästhesie des lumbalen Sympathicus* erwiesen. Die Technik dieser temporären Ausschaltung ist im V. Kapitel dargestellt. Die aktive Hyperämie schafft eine günstige Heilungstendenz. Schon nach drei bis vier Sitzungen reinigt sich das Ulcus, frisches Granulationsgewebe entsteht. Bis zur völligen Abheilung braucht es unter Umständen acht bis zehn Injektionen.

Thrombophlebitis.

Nicht selten entwickelt sich in den Krampfadern eine spontane *Thrombophlebitis*, die wir an der schmerzhaften Rötung, derben Strängen und Fieberanstieg erkennen. Den gleichen Vorgang beobachten wir auch bei normalen Venen meist im Anschluß an längere Bettruhe, im Anschluß an eine fieberhafte Erkrankung, nach Operationen und Geburten. Die Thrombophlebitis der Beine, an sich harmlos, ist wegen der Gefahr einer Lungenembolie stets eine unheimliche Affektion. Der Unterschied der spontanen Thrombose und des bei der Verödungstherapie entstehenden Thrombus wurde bereits erwähnt. Die *Behandlung der Thrombophlebitis* besteht vor allem in absoluter Bettruhe, solange die Temperatur erhöht ist. Daneben kommen feuchte Umschläge, Salbenverbände (Crédésalbe, Ichthyol usw.) zur Anwendung.

Auch das alte Volksheilmittel, das Ansetzen von Blutegeln, erfreut sich noch einer allgemeinen Beliebtheit. Wenn das Fieber abgeklungen ist, wird ein Zinkleimverband angelegt. Aufstehen darf der Patient erst, wenn er zehn Tage afebril gewesen ist.

Wirksamer als diese mehr symptomatische Behandlung ist die *Heparin- oder Liquemineinspritzung*, die darauf abzielt, die Gerinnungsfähigkeit des Blutes während der Zeit der Emboliegefahr herabzusetzen. Der Nachteil der Liqueminbehandlung besteht darin, daß die gerinnungshemmende Wirkung schon nach zwei bis drei Stunden verschwindet und daß die orale Verabreichung effektlos ist. Man muß daher das Liquemin in einer genügenden Dosierung (zwei bis drei Ampullen zu 2,1 ccm drei- bis viermal täglich) *intravenös* injizieren. Eine ambulante Behandlung wird dadurch praktisch fast verunmöglicht. Geringere Dosen nützen nichts. Im Krankenhaus wird die Dauerinfusion von Liquemin (sechs bis acht Ampullen in $1^1/_2$ bis 2 l physiologischer NaCl-Lösung pro 24 Stunden) die fortgesetzten intravenösen Injektionen ersetzen können. Das Mittel hat den großen Nachteil, sehr kostspielig zu sein.

Die Behandlung der Thrombophlebitis mit *Dicumarin* ist vorläufig für den praktischen Arzt nicht ratsam, obwohl es oral gegeben werden kann. Der Prothrombinspiegel des Blutes muß täglich kontrolliert werden, um ein Absinken unter 20 bis 25% zu verhüten. Diese Untersuchung kann nur in geeigneten Laboratorien gemacht werden. Besondere Vorsicht ist wegen der Gefahr starker Blutungen und Leberschädigungen am Platze. Die bisherigen klinischen Erfahrungen haben gezeigt, daß die Dicumarinbehandlung auch bei Befolgung aller Vorsichtsmaßnahmen nicht ganz gefahrlos ist (*Koller*).

b) Hämorrhoiden.

Als Hämorrhoiden bezeichnet man die varicös erweiterten, anorectalen Venen, die wir nach *Bensaude* folgendermaßen einteilen können:

a) *Äußere Hämorrhoiden.* Kompliziert durch Thrombose und Analfissur.

b) *Gemischte äußere und innere Hämorrhoiden.*

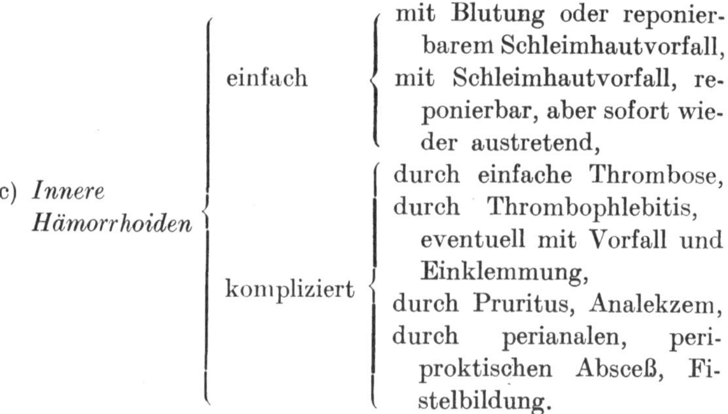

c) *Innere Hämorrhoiden*
- einfach
  - mit Blutung oder reponierbarem Schleimhautvorfall,
  - mit Schleimhautvorfall, reponierbar, aber sofort wieder austretend,
- kompliziert
  - durch einfache Thrombose,
  - durch Thrombophlebitis, eventuell mit Vorfall und Einklemmung,
  - durch Pruritus, Analekzem,
  - durch perianalen, periproktischen Absceß, Fistelbildung.

Das Leiden ist überaus häufig. Nahezu die Hälfte aller Menschen ist davon befallen. Männer erkranken häufiger als Frauen. Bevorzugt ist das dritte bis vierte Jahrzehnt.

Das Bestehen von Hämorrhoiden allein ist noch keine Krankheit, sondern nur ein Krankheitspotential, das erst in Erscheinung tritt, wenn klinische Symptome auftreten. In der weitaus größten Zahl der Fälle führt eine Blutung den Kranken zum Arzt, seltener ein Schleimhautprolaps, Schmerzen oder Juckreiz. Der Patient bemerkt während oder unmittelbar nach dem Stuhlgang hellrotes Blut, teils an der Oberfläche der Faeces, teils am Anus selbst. Fortgesetzte kleine Hämorrhagien können bis zur erheblichen Anämie führen. Einmalige Blutverluste von mehreren hundert Kubikzentimeter sind seltener.

Auch hier ist die Ursache, ähnlich wie die der Varizen, nicht eindeutig geklärt. Habituelle Obstipation, chronischer Darmkatarrh, sitzende Lebensweise, Gravidität und intraabdominelle Geschwülste begünstigen die Entstehung. Auch eine angeborene und erworbene Disposition wird angenommen. Wichtig sind die anatomischen Verhältnisse. Denn die Hämorrhoidalvenen gehören teilweise dem klappenlosen Pfortadergebiet — V. haemorrh. sup. —, teilweise dagegen dem Gebiete der Cava — V. haemorrh. med. und inf. — an (Abb. 61). Es ist daher nicht verwunderlich, wenn Stauungen im Bereich der Leber durch Entzündungen, Cirrhose, Herzkrankheiten usw. bei der Entstehung eine Rolle spielen. Während der Defäkation wird der Druck in den

Hämorrhoidalvenen infolge des rückläufigen Blutstroms, ähnlich wie bei den Varizen, mächtig gesteigert und kann zum Platzen eines Knotens führen. Schwere, manchmal lebensbedrohliche Blutungen sind daher als eine Art Notventil aufzufassen.

Die *Diagnose* ist nicht so einfach, wie man gemeinhin annimmt. Die im Vordergrund stehenden inneren Hämorrhoiden sind mit

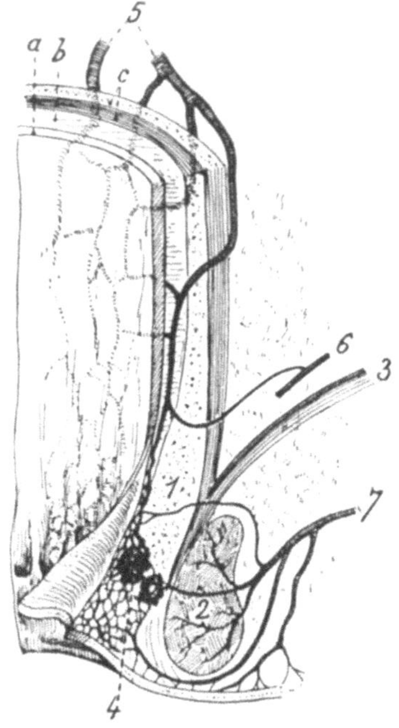

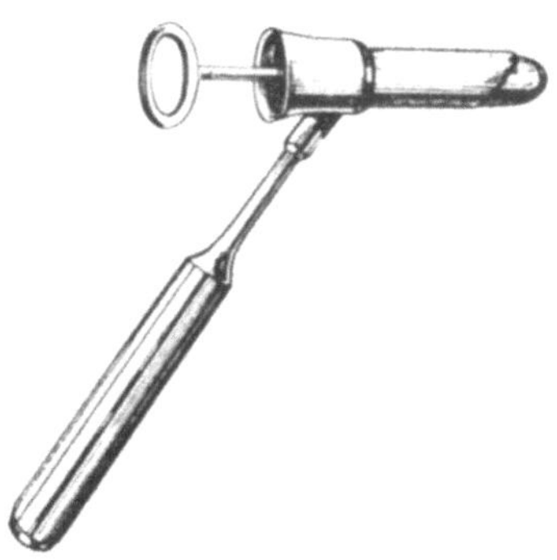

Abb. 62 (oben). Anuskop nach *Bensaude*. Zur Beleuchtung dient ein Stirnspiegel.

Abb. 61 (links). *Schema der Hämorrhoidalvenen und ihrer Anastomosen:* a Mucosa. b Submucosa. c Muscularis. 1. Sphinkter internus. 2. Sphinkter externus. 3. Levator ani. 4. Plexus haemorrhoidalis internus. 5. Vena haem. superior. 6. Vena haem. media. 7. Vena haem. inferior (nach *Testut*).

der digitalen Rectaluntersuchung nicht zu erkennen. Denn die weichen Venenerweiterungen werden dabei ausgedrückt. Doch soll man diese Untersuchung nie unterlassen, um ein Rectumcarcinom nicht zu übersehen. Man darf eine Blutung beim Stuhlgang nicht von vornherein mit Hämorrhoiden in Zusammenhang bringen, wie dies noch immer häufig geschieht, sondern soll sich immer vergewissern, ob nicht ein Mastdarmkrebs vorliegt.

Auch mit dem gewöhnlichen Rektoskop sind die Hämorrhoiden nur ungenügend zu erkennen. Das endständige Lumen dieses Instrumentes ist nicht geeignet, die seitliche Begrenzung des

Analgebietes übersehen zu lassen. Will man die näheren Einzelheiten erkennen, so benötigt man ein Anuskop mit einer seitlichen Öffnung. Das von *Bensaude* angegebene Instrument erfüllt diesen Zweck in jeder Hinsicht (Abb. 62). Ein Stirnspiegel dient zur Beleuchtung. Komplizierter ist das von *Blond* geschaffene Proktoskop mit selbständiger Beleuchtungsvorrichtung. Die Hämorrhoiden wölben sich gegen die Öffnung zu vor, so daß man leicht Größe und Ausdehnung der Knoten und Farbe der Schleimhaut erkennen kann. Ohne dieses Hilfsmittel kann daher weder eine exakte Diagnose gestellt, noch eine wirksame Therapie vorgenommen werden. Die Untersuchung findet am besten in Knie-Ellbogenlage statt.

Äußere Hämorrhoiden.

In den meisten Fällen sind die äußeren Hämorrhoiden, kenntlich durch fleischige, hypertrophische Hautlappen, völlig harmlos und verursachen keine Beschwerden. Eine Behandlung, etwa Abtragung, dieser Gebilde ist daher überflüssig. Nur ausnahmsweise können Komplikationen zu Beschwerden führen. Es handelt sich dann um eine Spontanthrombose in einem solchen Hautlappen. Wir finden eine sehr druckempfindliche, bohnen- bis kirschgroße, pralle, bläuliche Vorwölbung, die sich plötzlich innerhalb weniger Stunden gebildet hat. Die Kranken können nur mühsam sitzen, haben starke Schmerzen, besonders beim Husten und Niesen. Die Defäkation wird zu einem qualvollen Akt. Nach vier bis sechs Tagen wird der Knoten infolge Resorption langsam kleiner oder die Wand wird teilweise nekrotisch, und der Thrombus entleert sich nach außen. Im ungünstigen Falle entwickelt sich eine Infektion im Thrombus, d. h. eine Thrombophlebitis, die vereitern und zur Absceßbildung führen kann.

Damit nicht zu verwechseln sind der Vorfall und die Einklemmung eines inneren thrombosierten Knotens. Hier sind die Schmerzen oft bis zur Unerträglichkeit gesteigert. Der Sphinkter ist stark spastisch kontrahiert und verunmöglicht oft einen Repositionsversuch ohne Anästhesie.

Die Behandlung ist einfach und dankbar. Nach Unterspritzung des Knotens mit einigen Kubikzentimetern Lokalanästhesie wird über der Kuppe der Vorwölbung eine $^1/_2$ bis 1 cm lange radiäre

Incision gemacht und der Thrombus entleert (Abb. 63). Damit verschwinden nach wenigen Stunden die Beschwerden. Die Incisionswunde heilt nach zwei bis drei Tagen reaktionslos ab. Eine sekundäre Infektion ist nicht zu befürchten. Handelt es sich um einen inneren Knoten, so kann nach der Entleerung die Resorption mühelos ausgeführt werden. Eine Spontanthrombose konservativ zu behandeln, bedeutet eine wesentliche Verlängerung der Heilungszeit. Alle solchen Maßnahmen, wie Sitzbäder, Salben, Suppositorien usw. führen nicht zu einer wesentlichen Beschleunigung des natürlichen Ablaufes.

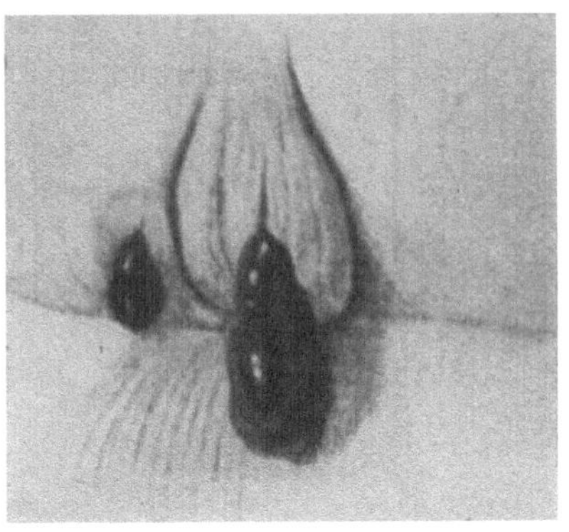

Abb. 63. *Incision eines thrombosierten äußeren Hämorrhoidalknotens.* Der Thrombus entleert sich (nach *Blond-Hoff*).

Eine weitere Komplikation ist die *Analfissur.* Es handelt sich dabei um ein glattes, radiär gestelltes Schleimhautgeschwür am Übergang der Analschleimhaut zur äußeren Haut. Die Fissur ist oberflächlich und reicht nur bis zur Submucosa. Meist die hintere, seltener die vordere Kommissur ist ihr Lieblingssitz. *Ein äußerst schmerzhafter Sphinkterkrampf* verhindert in der Regel eine Entfaltung der Analhaut, so daß die Inspektion sehr erschwert und die Rectaluntersuchung verunmöglicht wird. Gerade dieser Sphinkterkrampf ist ein wichtiges Symptom, das sehr schonendes Vorgehen erheischt; sonst muß man gewärtigen, daß der Kranke das Vertrauen verliert und jede Untersuchung ablehnt. In der Regel gelingt es erst nach einer Umspritzung mit Anästhesielösung, die Fissur in ihrer ganzen Ausdehnung zu übersehen; sie mißt gewöhnlich 1 bis 1,5 cm in der Länge, 1 bis 3 mm in der Breite. Der Grund ist glatt, graurötlich, meist nicht schmierig belegt, die Ränder sind scharf, gering verdickt, nicht unterminiert.

Es handelt sich bei einer solchen Fissur um ein „Ulcus varicosum" oder um eine exulcerierte Hämorrhoidalthrombose. Eine Spontanheilung ist infolge der ständigen Sphinkterbewegung nicht zu erwarten. Die Kranken haben Angst vor dem Stuhlgang, der noch einige Stunden lang heftige brennende Schmerzen verursacht. Bei längerer Dauer des Leidens kommen die Patienten stark herunter.

Die Behandlung der Wahl ist die *Sphinkterdehnung* mit anschließender Verschorfung des Ulcusgrundes. Dieser Eingriff kann in Lokalanästhesie oder Allgemeinnarkose durchgeführt

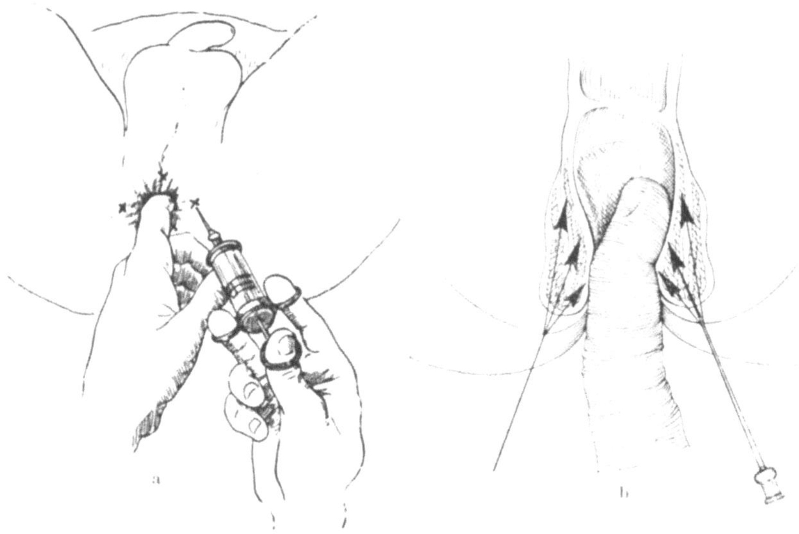

Abb. 64 a u. b. *Lokalanästhesie zur Sphinkterdehnung.* Über dem rektal eingeführten Finger wird der Schließmuskel von 4 Einstichpunkten aus infiltriert. Die Nadelspitze darf das Lumen nicht erreichen.

werden. Die Umspritzung des Anus erfolgt am besten in Steinschnittlage. Von vier Hautquaddeln aus wird die Analöffnung umspritzt, zuerst oberflächlich, dann in der Tiefe bis in den Schließmuskel. Ein in das Rectum eingeführter Finger gestattet die Führung der Nadel so, daß die Spitze nicht in das Lumen eintritt (Abb. 64a und b). Zur Sphinkterdehnung werden die beiden Zeigefinger in das Rectum eingeführt und mit ziemlich starkem Zug voneinander gespreizt. Dabei soll der Tonus des Schließmuskels allmählich, nicht brüsk, überwunden werden. Kleinere oberflächliche Einrisse der Analschleimhaut lassen sich nicht vermeiden, sie sind völlig belanglos. Erst darnach kann die Fissur völlig übersehen werden. Sie wird nun mit dem Diathermiemesser verschorft. An dessen Stelle kann man auch eine Silbernitratlösung 1 : 10,0 nehmen. Der Hauptakt der Behandlung ist die Sphinkterdehnung. Die Kranken werden dadurch sofort fast völlig schmerzfrei und sind nach wenigen Tagen geheilt.

Die Behandlung der Fissur mit Verödungsmitteln wird vielfach praktiziert, benötigt aber mehrere Tage, wenn nicht Wochen und ergibt keine sicheren Resultate. Ich habe Patienten gesehen, die nach 30 bis 40 Einspritzungen ungeheilt blieben.

Die äußeren Hämorrhoiden finden sich selten allein, sondern meist zusammen mit inneren Hämorrhoiden. Will man die Kranken von ihrem Leiden wirklich heilen, so genügt die symptomatische Behandlung der genannten Komplikationen nicht, sondern man muß die Wurzel des Übels, eben die inneren Venenerweiterungen, beseitigen. Es ist daher nötig, nach Abklingen der akuten Beschwerden nach einem thrombosierten Knoten oder einer Fissur, die Verödung der inneren Hämorrhoiden vorzunehmen. Diese Behandlung hat sich heute allgemein durchgesetzt, vor allem nach den Erfolgen der französischen Schule (*Rachet*, *Bensaude* usw.) und des Wieners *Blond*. Ihr großer Vorteil besteht darin, daß sie ohne besondere Vorbereitungen ambulant durchgeführt werden kann. Die operative Behandlung, Abtragung der Knoten nach *Langenbeck* oder *Whitehead*, die eine Hospitalisation erfordert, ist daher völlig in den Hintergrund getreten und kommt nur noch in Ausnahmefällen in Frage. Die Verödungstherapie der Hämorrhoiden ist daher die Methode der Wahl und wird in der Hand des praktischen Arztes Erfolg versprechen.

Die Technik der Verödung innerer Hämorrhoiden.

Ohne jede Vorbereitung wird der Kranke auf dem Behandlungstisch in Knie-Ellbogenlage oder in Seitenlage gebracht und das Anusskop eingeführt. Ich persönlich bevorzuge die französische Methode nach *Bensaude*. Auch das Vorgehen nach *Blond* leistet Gutes, doch wird dazu ein eigenes Instrumentarium benötigt. Auch scheint mir, daß die Zahl der einzelnen Sitzungen größer ist, um die Verödung aller Knoten zu erreichen. Ich beschränke mich daher darauf, hier die französische Technik darzustellen (Abb. 65).

Im Gegensatz zur Varizenbehandlung wird nicht in die einzelnen Hämorrhoidalknoten direkt eingespritzt, sondern oralwärts. Durch Sklerosierung des submucösen Gewebes kommt es zur Abdrosselung der zuführenden Venen und damit zum Verschwinden der varikösen Erweiterungen. Das Anusskop wird demzufolge so eingestellt, daß die Schleimhaut unmittelbar oberhalb der

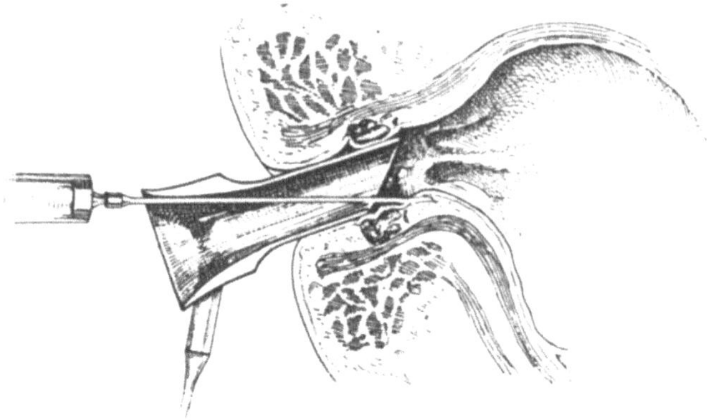

Abb. 65. Schema der submucösen Hämorrhoidalverödung (nach *Rachet*). Die Nadelspitze liegt proximal von den Hämorrhoidalknoten.

Hämorrhoidalknoten sichtbar wird. Durch leichtes Senken der konkaven Seite des Anusskops läßt sich dies unschwer bewerkstelligen.

In dieser Gegend, d. h. 6 bis 8 cm oberhalb des Sphinkters, ist die Injektion sozusagen schmerzlos, so daß eine Anästhesierung nicht nötig ist. Je weiter analwärts eingestochen wird, um so mehr spürt der Patient.

Die Nadel, 8 bis 9 cm lang und 0,5 mm dick, wird tangential in die gesunde Mucosa eingeführt, so daß die Spitze in das submucöse Gewebe zu liegen kommt.

Als sklerosierendes Mittel verwendet man eine Chinin-Urethan-Lösung. Folgende Zusammensetzung hat sich bewährt:

Chinin. hydrochlor.	0,1
Urethan.	0,2
Aq. dest.	ad 2,0

Für den praktischen Arzt empfiehlt es sich, hiervon Ampullen herstellen zu lassen. Man injiziert mit einer 2-ccm-Spritze diese Lösung an ein bis zwei Stellen pro Sitzung.

Im Großbetrieb, z. B. in einer Klinik, kann auch folgende Zusammensetzung verwendet werden (modifiziert nach *Blond*):

Chinin dihydrochlor.	4,0
Urethan.	2,5
Pantocain.	0,4
Catechu.	0,3
Aq. dest.	ad 20,0

Hiervon darf pro Sitzung nicht mehr als 0,5 ccm gespritzt werden.

Die gewöhnliche Behandlung besteht in vier bis sechs Sitzungen, die einmal pro Woche stattfinden. Man kann entweder systematisch im Sinne des Uhrzeigers injizieren, wobei aber die Mittellinie bei sechs und zwölf Uhr vermieden werden soll, oder aber man kann zuerst die Basis der größten Knoten veröden und die der kleineren in den späteren Sitzungen folgen lassen. Es empfiehlt sich, in der Krankengeschichte in einem kleinen Schema den Ort der Injektionen festzuhalten.

Zwischenfälle sind selten. Blutungen aus der Stichwunde stehen regelmäßig auf Kompression mit einem Tupfer. Jeder heftige Schmerz während der Injektion läßt einen technischen Fehler vermuten. Bildet sich eine weißlich durchschimmernde Blase unter der Schleimhaut, so war die Injektion zu oberflächlich. Durch Kompression mit einem Tupfer kann man die Blase ausdrücken oder verteilen, sonst läuft man Gefahr, daß sich ein grauweißliches linsenförmiges *Ulcus* entwickelt. Auch ohne technischen Fehler kann diese Komplikation eintreten. Der Kranke fühlt dabei einen dumpfen Schmerz, Fremdkörpergefühl oder geringe Tenesmen; zwei bis drei Tage nach der Einspritzung tritt oft eine leichte Blutung auf. Die Abheilung erfolgt in der Regel nach zwei bis drei Wochen ohne besondere Komplikationen. Die weitere Behandlung wird dadurch nicht behindert, höchstens wird man die Dosis vermindern und das Intervall vergrößern.

Wird anderseits die Injektion zu tief ausgeführt, so stößt man mit der Nadel auf größeren Widerstand. Der Kranke äußert dabei ebenfalls Schmerzen. Es genügt, die Nadel einige Millimeter zurückzuziehen.

Ernstere Zwischenfälle sind bei einer Überempfindlichkeit gegenüber Chinin zu beobachten, sie sind jedoch sehr selten. Wir haben sie noch nie erlebt. Schwindel, Ohrensausen, Exanthem und hohes Fie·er sind die Erscheinungen, die nach acht bis zehn Tagen abklingen, wenn nicht weiter Chinin verabfolgt wird. Man wird für die weiteren Injektionen in diesem Fall eine hochkonzentrierte Zuckerlösung verwenden.

Während der Behandlung soll der Patient seinen Stuhlgang, wenn nötig mit Hilfe eines Abführmittels, regulieren. Zweimal täglich ist ein Hämorrhoidal-Suppositorium zu verordnen. Folgende Zusammensetzung ist zu empfehlen:

Ephedrinum hydrochlor.	0,02
Mentholum	0,033
Aethylum paraminobenzoicum	0,066
Zinc. oxydat.	0,166
Bismut. subgallic.	0,266
Balsam peruv.	0,066
Extr. hamamelidis fluid.	0,1
Oleum Cacao	q. S.
M. f. Supp. No I nach P. H. 5.	

oder

Bismut. oxyjodogallicum	0,02
Zinc. oxydat.	0,08
Bals. peruv.	0,02
Oleum Cacao	ad 2

Analprolaps.

Voraussetzung für einen Vorfall der Analschleimhaut ist die Erschlaffung des Schließmuskels, die bei langdauernder venöser Beckenstauung entsteht. Der Prolaps besteht entweder ständig oder er tritt nur beim Pressen oder Stuhlgang auf. Der Kranke leidet an dauernder Schleimabsonderung, Juckreiz, Tenesmen, oft auch an stärkeren Blutungen. Häufig besteht das Gefühl der Obstipation, ohne daß durch Abführmittel die Beschwerden vermindert werden können. Lassen wir die Kranken pressen, so füllen sich die varicös erweiterten Venen zu einem imposanten Kranz.

Es ist erstaunlich, wie lange manchmal die Leute ein solches Leiden herumtragen, ohne einen Arzt zu konsultieren. Dabei ist die Behandlung sehr einfach. Auch hier ist die Methode der Wahl die Verödungstherapie. Voraussetzung ist die Reponierbarkeit. Auch große Analprolapse lassen sich überraschend schnell beseitigen, oft tritt der Vorfall schon nach der dritten bis vierten Sitzung nicht mehr auf. Nach acht bis zehn Injektionen sind die Kranken meist geheilt. Die operative Behandlung, die früher allgemein beim Prolaps geübt wurde, hat ihre Bedeutung zugunsten der sklerosierenden Einspritzungen erheblich eingebüßt. Infolge der Sphinktererschlaffung können gelegentlich Rezidive auftreten, die auch nach Operationen zu gewärtigen sind. Die Injektionsbehandlung kann auch die Beschwerden, die nach der Whiteheadschen Operation häufig beobachtet werden, erheblich bessern.

Das *Analekzem* und der *Pruritus ani* werden, analog zu den Erscheinungen bei den Beinvarizen, als Ausdruck der venösen Stase in den Hämorrhoiden aufgefaßt. Zur Beseitigung dieser oft sehr lästigen quälenden Symptome ist die Verödungstherapie in erster Linie am Platze. Die übliche Salben- und Puderbehandlung kann daneben unterstützend angewendet werden.

Perianal- und periproktitischer Absceß.

Abscesse in der Umgebung des Afters sind keine Seltenheiten. Wir finden die Haut vorgewölbt, gerötet und schmerzhaft. Meist ist Fluktuation nachweisbar. Die Patienten klagen über Schmerzen beim Sitzen und Stuhlgang. Ätiologisch liegt eine Thrombophlebitis suppurativa der äußeren und inneren Hämorrhoidalvenen vor. Je nach der Höhe der Infektion dringt der Absceß näher oder weiter von der Analöffnung gegen die Außenfläche vor. Die Behandlung besteht in einer genügend großen Incision. In einem Äther- oder Kelenrausch wird der Absceß gespalten und durch Drainage für hinreichenden Abfluß gesorgt. Dabei muß unter allen Umständen der Sphincter geschont werden. Es ist wichtig, frühzeitig solche Abscesse zu eröffnen, da die Gefahr einer Fistelbildung größer ist, je länger sich diese Infektion selbst überlassen wird. Auch nach einer sachgemäßen Incision ist man nicht vor einer Fistel gefeit. Zudem kann im ungünstigen Falle der Eiterprozeß zu einer Phlegmone der Fossa pelvi rectalis führen.

Wenn die akuten Entzündungssymptome abgeklungen sind, was nach ein bis zwei Wochen der Fall ist, so soll womöglich das Grundleiden, die inneren Hämorrhoiden, durch die sklerosierende Injektionsbehandlung beseitigt werden. Gelingt es in einigen

Sitzungen, die Varizen des Plexus haemorrhoidalis med. und inf. abzudrosseln, so sind die Voraussetzungen für eine folgenlose Abheilung des periproktitischen Abscesses wesentlich günstiger.

Analfistel.

In den allermeisten Fällen sind Fistelbildungen in der Umgebung des Anus die Folgen eines periproktitischen Abscesses.

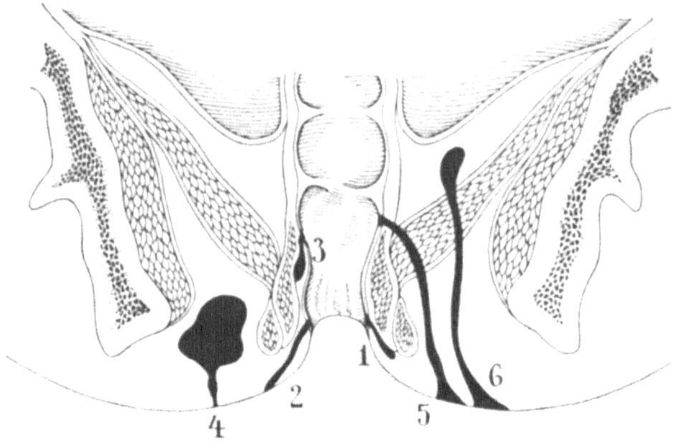

Abb. 66. *Schema der Analfisteln:* 1. Unvollständige subcutane Fistel. 2. Vollständige subcutane Fistel. 3. Unvollständige submucöse Fistel. 4. Unvollständige äußere ischiorectale Fistel mit subcutanem Absceß. 5. Vollständige, pelvirectale Fistel. 6. Unvollständige pelvirectale Fistel.

Die frühere Auffassung, daß es sich vorwiegend um tuberkulöse Fisteln handelt, kann heute nicht aufrechterhalten werden. Sind doch selbst bei schweren, floriden Lungentuberkulosen Analfisteln eine Ausnahme. Wir können verschiedene Typen von solchen Fisteln unterscheiden, die in der Abb. 66 dargestellt sind.

Von großer praktischer Bedeutung ist bei jeder Analfistel die Frage, ob sie außerhalb des Schließmuskels verläuft oder innerhalb. Wir verschaffen uns darüber Klarheit, daß wir bei der rectalen Untersuchung die Lage einer in die Fistel eingeführten Sonde prüfen. Im allgemeinen versagt die Injektionsbehandlung bei der Analfistel. Es lohnt sich daher nicht, einen Versuch damit zu machen. Die chirurgische Behandlung führt rascher zum Ziel. Sie ist jedoch besonders bei den pelvi- und ischiorectalen Fisteln recht heikel und stellt an den Operateur große Anforderungen, da der Sphinkter unter keinen Umständen verletzt werden darf. Diese Kranken gehören daher in die Hand eines Spezialisten. Als einzige Ausnahme können die äußeren subcutanen Fisteln, gleich ob vollständig oder unvollständig, gelten (Abb. 66 Nr. 2). Nach Umspritzung des Fistelganges wird eine feine Sonde eingeführt, deren Spitze aus dem Anus herausgehoben wird. Die Haut wird sodann bis auf die Sonde mit dem Diathermiemesser gespalten und die Fistelwandung verschorft. Dabei ist darauf zu achten, daß durch die Tiefenwirkung des Diathermiestromes keine Sphinkterschädigung entsteht. Eine breite Metallsonde ist daher gefährlich. In der Tiefe dürfen keine Taschen zurückbleiben, sonst stellt sich unverzüglich ein Rezidiv ein. In die Wunde wird ein Vioformstreifen eingeführt, der nach zwei Tagen entfernt wird. Durch Sitzbäder nach dem Stuhlgang sorgt der Patient für die Reinhaltung. Die Wunde soll von der Tiefe aus granulieren und erst zuletzt sich äußerlich schließen. Es braucht dazu oft drei bis vier Wochen. Diese Behandlung läßt sich ambulant durchführen und kann daher vom praktischen Arzt vorgenommen werden, falls die Vorbedingungen erfüllt sind.

c) Varicocele.

Das dritte Leiden des varicösen Symptomenkomplexes, die Varicocele, wird durch eine Erweiterung der Venen des Samenstranges hervorgerufen. Häufig ist die linke Seite stärker befallen als die rechte. Die subjektiven Beschwerden fehlen oft ganz oder sie werden als Gefühl des Ziehens, der Schwere oder des Brennens geschildert. Auch Potenzstörungen werden angegeben, die aber mehr psychischen als mechanischen Ursachen entspringen. Die Diagnose ist leicht. Schon bei der Inspektion fällt am stehenden Kranken die Verdickung und Schlängelung der Venen, verbunden mit einem Tieferhängen der betreffenden Scrotalseite auf. In den leichten Fällen genügt die Verordnung eines Suspensoriums. Bei stärkeren Beschwerden ist die Operation, Entfernung der erweiterten Venenkonvolute, zu empfehlen. Eine Injektionsbehandlung ist abzuraten, da regelmäßig große schmerzhafte Scrotalschwellungen, eventuell Temperatursteigerung, auftreten, die wochenlang erhebliche Beschwerden hinterlassen. Zudem ist der Erfolg keineswegs sicher.

XII. Punktionen.

Bei allen Punktionen ist folgende Voraussetzung unumgänglich: steriles Arbeiten bei möglichst völliger Schmerzlosigkeit. Zuerst wird die Punktionsstelle mit Alkohol, Merfen oder Jodlösung gereinigt, dann mit einer feinen Nadel eine Hautquaddel gesetzt, von der aus das subkutane Gewebe infiltriert wird. Je nachdem ob man eine dünne oder dicke Flüssigkeit (eingedickter Eiter, Fibrinflocken) erwartet, wählt man eine feinere oder weitere Hohlnadel, mit der die Körperhöhle angestochen wird. Es empfiehlt sich, bei Verwendung dicker Nadeln oder eines Trokarts die Haut durch eine Stichincision mit einem feinen Skalpell zu eröffnen. Die Führung des Punktionsinstrumentes wird dadurch wesentlich schonender und leichter.

Venenpunktion.

Dieser Eingriff ist denkbar einfach, wenn die Venen genügend groß und gut gefüllt sind, er kann aber auch dem Geübten mitunter Schwierigkeiten machen, wenn die dünnen Venen im reichlichen subkutanen Gewebe kaum sichtbar sind. Am besten eignet sich die V. mediana cubiti. Wenn diese nach wiederholten Injektionen thrombosiert oder sklerosiert ist, lassen sich die V. cephalica über dem Processus styloideus radii oder die V. saphena magna am Malleolus internus verwenden, die aber wesentlich lockerer im subkutanen Gewebe liegen und vor der Nadelspitze ausweichen. Die Venenpunktion ist mit einer scharf geschliffenen Nadel nahezu schmerzlos. Eine kurze Spitze ist vorzuziehen, weil das Durchstechen der Hinterwand damit seltener vorkommt. Mit einer speziellen Staubinde oder einem Gummischlauch wird die Vene gestaut. Durch mehrmaliges Faustschließen kann der Kranke dazu beitragen, daß sie sich gut füllt. Große Venen kann man in einem Zuge durch Einstich durch Haut und Venenwand punktieren. Bei feineren Venen wird man zuerst die Haut etwas seitlich durchstechen und dann erst die Nadelspitze in die Vene vorschieben. Will man ein Medikament einspritzen, so wird zuerst etwas Blut aspiriert, um sich von der richtigen Lage der Nadel zu überzeugen, man löst die Staubinde und injiziert hierauf.

Beim Aderlaß verwendet man dickere gebogene Kanülen, Flügelnadeln, um eine Verstopfung durch Gerinnselbildung zu vermeiden. Zweckmäßig ist es, wenn das abgelassene Blut, etwa 200 bis 300 ccm, zur Herstellung einer Blutkonserve, Plasma oder zur Bluttransfusion verwendet werden kann.

Intravenöse Dauertropfinfusionen kommen für den praktischen Arzt kaum in Frage, sie bleiben der Krankenhausbehandlung vorbehalten. Auch die Freilegung von schwer zugänglichen Venen in der Sprechstunde wird eine Ausnahme bilden.

Gelenkpunktion.

Weitaus am häufigsten wird das *Kniegelenk* zu einer Punktion Anlaß geben. Wenn die Gruben beidseits der Patella verstrichen

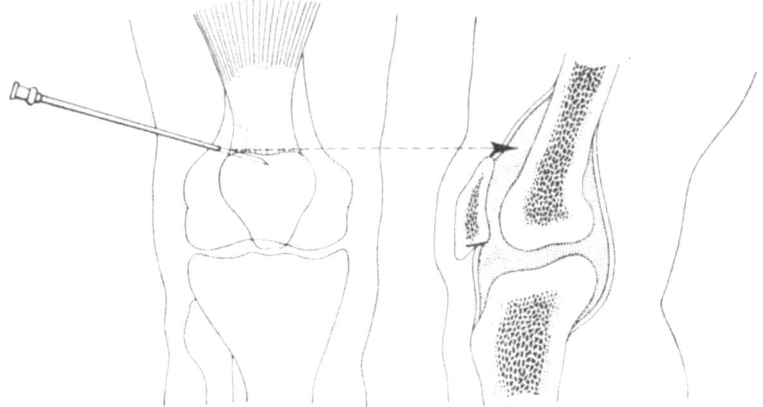

Abb. 67. *Schema der Kniegelenkpunktion:* Einstich fast waagrecht am oberen Rande der Kniescheibe. Die Nadel gelangt in das Gelenk zwischen Patella und Femurkondylus.

sind, der obere Gelenkrecessus gefüllt ist und das Tanzen der Kniescheibe nachweisbar ist, so bietet meist die Punktion eines solchen starken Ergusses keine Schwierigkeiten. Bei geringen Ergüssen hingegen kann es Mühe machen, den Gelenkraum zu finden. Als beste Punktionsstelle wählen wir die Gegend in der Höhe des oberen Randes der Kniescheibe entweder außen oder innen, etwa ein Querfinger von ihrer seitlichen Kante entfernt. Dabei preßt die andere Hand den oberen Recessus aus und drückt zugleich die gegenüberliegende Kante der Kniescheibe herunter, so daß die Punktionsnadel mit Sicherheit in das Gelenk zwischen Patella und Kondylen geführt werden kann (Abb. 67). Um

Fascie und Kapsel zu durchdringen, muß der Einstich mit einiger Kraft erfolgen. Auch wenn ein Erguß fehlt, lassen sich einige Tropfen einer fadenziehenden Flüssigkeit aspirieren. Ist dies nicht der Fall, so liegt die Nadelspitze nicht intraarticular. Nach erfolgter Punktion wird die Einstichstelle nochmals desinfiziert und mit einem sterilen Verband bedeckt. Eine Ruhigstellung ist nicht nötig.

Für die Punktion des *Schultergelenkes* stehen drei Wege zur Verfügung: von vorn dicht lateral vom Processus coracoides, von der Seite unmittelbar unterhalb des Akromions oder von hinten. Dazu wird bei leicht abduziertem Arm unterhalb der hinteren Akromionecke am hinteren Deltoidesrand eingegangen.

Beim *Ellbogengelenk* wird die Punktion von hinten-lateral in der Höhe des tastbaren Humero-Radialgelenkes vorgenommen. An dieser Stelle ist die Kapselschwellung oder der Erguß als Vorwölbung sichtbar. Indem man die Nadel etwas schräg nach vorn einsticht, gelangt man leicht in den zwischen Humerus und Radiusköpfchen gelegenen Gelenkspalt.

Das *Handgelenk* erreicht man am sichersten von der radialen Seite her, d. h. von der Tabatiere unmittelbar distal vom Processus styloideus radii aus.

Bei der Punktion des *Hüftgelenkes* wird in frontaler Richtung bei adduziertem Bein an der Vorderseite der Trochanterspitze eingestochen und unter Knochenfühlung auf dem Schenkelhals medialwärts das Gelenk erreicht.

Pleurapunktion.

Die Schmerzausschaltung ist hier besonders wichtig, da die Punktionen unter Umständen oft wiederholt werden müssen. Dies geschieht dadurch, daß von der Hautquaddel aus der Stichkanal an der Rippe vorbei bis zur Pleura anästhesiert wird.

Die Punktion wird nach *Brunner* am besten in sitzender Stellung des Kranken ausgeführt, wobei eine Hilfsperson von vorn stützt und den Arm der kranken Seite auf ihre Schulter legt. Der Einstich erfolgt nach Lage und Ausdehnung der Dämpfung möglichst an der tiefsten Stelle. Bei einem großen Exsudat ist der achte oder neunte Zwischenrippenraum außerhalb der Scapularlinie am günstigsten, um Verletzungen des Zwerchfelles oder des Peritoneums zu vermeiden. Nun wird die Haut mit einem feinen

Messer durchtrennt und die genügend dicke Hohlnadel so eingeführt, daß sie durch den Zwischenrippenraum nahe am oberen Rande der unteren Rippe vordringt. Dadurch sind Verletzungen der Intercostalgefäße und Nerven zu vermeiden, da diese Gebilde am unteren Rippenrand verlaufen. Die Pleurahöhle wird in der Tiefe von 2 bis 4 cm erreicht. Will man nur eine Probepunktion vornehmen, so genügt es, eine Spritze voll zu aspirieren. Wenn bei eitrigen Ergüssen Fibrinflocken die Hohlnadel verstopfen, so kann durch Einspritzen von Kochsalzlösung der Weg wieder freigemacht werden.

Sollen jedoch größere Ergüsse entleert, d. h. eine *Entlastungspunktion* ausgeführt werden, so eignet sich eine gewöhnliche Punktionsspritze nicht dazu. Denn die volle Spritze muß zur Entleerung mehrmals von der Punktionsnadel abgenommen werden. Dabei wird der Eintritt von Luft nicht zu vermeiden sein, auch wenn man die Nadel jeweils mit dem Daumen zuhält. Die unerwünschte Entstehung eines Pneumothorax ist somit kaum zu umgehen. Zur Entlastungspunktion ist daher eine Hohlnadel mit Abstellhahn oder besser noch eine 100 bis 200 ccm fassende Spritze mit einem Zweiweghahn nach *Dieulafoy* vorzuziehen. Diese Spritze kann man auch zu Spülungen verwenden ($1^0/_{00}$ Pantosept-, Cibazol- oder Penicillinlösung). Die Entlastung soll langsam geschehen unter Vermeidung zu starker Saugwirkung. Denn bei stark negativem Druck kann es zu einer Beeinträchtigung der Herztätigkeit, zu Blutungen oder Lungenödem kommen.

Will man Brustfellergüsse dauernd nach außen ableiten, so kann die *Heberdrainage nach Bülau* ausgeführt werden, die technisch einfach ist. Nach *Brunner* verfährt man wie folgt: Als Punktionsstelle wählt man am besten die hintere Axillarlinie, da bei der Einführung am Rücken der Kranke im Liegen durch den Gummischlauch belästigt wird. Nach der Schmerzbetäubung wird man sich zuerst durch eine Probepunktion überzeugen, ob an der gewählten Stelle Eiter angesaugt werden kann. Dann wird die Haut mit dem Messer incidiert und ein kräftiger Trokart von 9 mm Dicke entlang dem oberen Rippenrand eingestoßen. Nachdem der Stachel herausgezogen ist, wird reichlich Eiter abfließen. In die Hülse des Trokarts wird ein Gummischlauch mit seitlicher Öffnung soweit eingeführt, daß sein Ende sicher im Pleuraraum liegt. Die Hülse wird hierauf herausgezogen. Zur Befestigung des Drainrohres wird ein kurzes Schlauchstück von etwas größerem Durchmesser darüber gezogen, indem man das Drainrohr in die Länge streckt und soweit verdünnt, bis das Manschettenstück an den Thorax vorgeschoben werden kann. Durch dieses wird eine Sicherheitsnadel gestochen und über einer eingeschnittenen Kompresse ein Heftpflaster geklebt. Zur Ableitung des Exsudates wird an das Drainrohr mit Hilfe eines Glaszwischenstückes ein längerer Gummischlauch angeschlossen, an dessen anderem Ende ein dünner Gummifingerling befestigt ist. Dieser wird, nachdem man vorne eine kleine Öffnung eingeschnitten hat, in ein Gefäß mit antiseptischer Lösung eingetaucht. Der Gummifingerling wirkt als Ventil, da nur Flüssigkeit von innen nach außen fließen kann, nicht aber umgekehrt. Denn bei einem plötzlichen Unterdruck, z. B. beim Husten, wird der weiche Gummifingerling zusammengezogen, so daß eine Aspiration aus dem Sammelgefäß unmöglich ist.

Die Heberdrainage wird erst entfernt, wenn das Exsudat völlig verschwunden ist, oder aber seinen Zweck infolge ungenügenden Abflusses nicht mehr erfüllt. In diesem Fall wird man sich zur Thorakotomie mit Rippenresektion entschließen.

Punktion des Herzens und des Herzbeutels.

In einem schweren Schock oder Kollapszustand wird die intravenöse Injektion eines Analepticums manchmal unmöglich sein, da die Venen völlig blutleer sind und daher nicht punktiert werden können. In solchen Fällen kann gelegentlich mit einer *intrakardialen Injektion* der letzte Versuch gemacht werden, um die versagende Herzkraft anzufachen. Als Punktionsstelle wählt man den vierten Intercostalraum unmittelbar am linken Sternalrand. Eine Verletzung der Art. mammaria int. ist nicht zu befürchten, denn diese verläuft 1 bis 2 cm lateral vom Sternalrande. Eine zirka 8 bis 9 cm lange Nadel wird leicht schräg nach medial zu in die Tiefe geschoben und der rechte Ventrikel erreicht (Abb. 68, a). Nachdem man sich durch Ansaugen von Blut überzeugt hat, daß die Spitze richtig liegt, injiziert man 2 ccm einer $1^0/_{00}$igen Adrenalinlösung.

Die Punktion des Herzbeutels wird teils aus diagnostischen Gründen im Sinne einer Probepunktion zur Gewinnung von Exsudat (Sero-, Hämo-, Pyoperikard), teils zu therapeutischen

Zwecken (Entlastung großer seröser Ergüsse) notwendig sein. Der Eingriff ist meist weniger schwierig, als man annehmen könnte, wenn man nach *Sauerbruch* als Punktionsstelle die Basis des Herzbeutels im Winkel zwischen der siebenten linken Rippe und dem Schwertfortsatz wählt (Abb. 68, b). Damit läßt sich mit großer

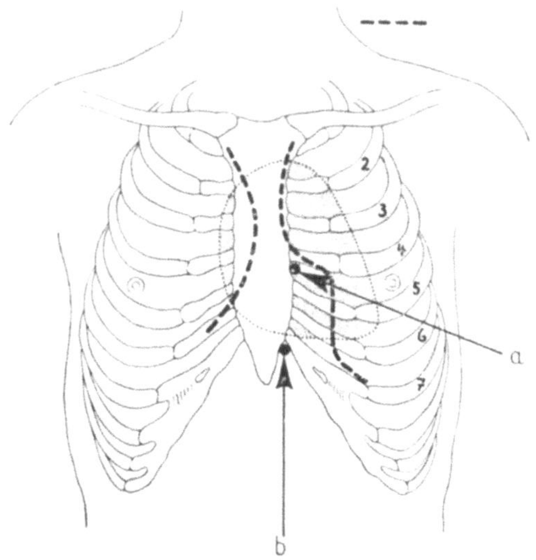

Abb. 68. a *Punktion des Herzens* vom 4. Intracostalraum aus, unmittelbar am linken Sternalrande. b Punktion des Herzbeutels zwischen der 7. Rippe und dem linken Rande des Schwertfortsatzes. Die beiden vertikalen gestrichelten Linien zeigen die Exspirationsstellung der Pleura.

Sicherheit eine Verletzung der Pleura und des Herzens vermeiden. Der Kranke wird möglichst steil aufgesetzt, damit der Erguß sich nach vorn unten ansammelt. In Lokalanästhesie wird eine kleine Hautincision gemacht und die Punktionsnadel vorsichtig tastend nach oben hinter das Sternum in die Tiefe von 2 bis 3 cm vorgeschoben. Damit soll der Herzbeutel erreicht sein. Tiefer zu stechen, ist wegen der Gefahr einer Herzwandverletzung nicht ratsam.

Ascitespunktion.

Als Folge einer Lebercirrhose, einer Perikarditis, einer Tuberkulose oder eines Carcinoms des Peritoneums kommt es zur Bildung großer Ergüsse in der Bauchhöhle. Durch Punktion kann man die oft mehrere Liter messende Flüssigkeitsansammlung entleeren. Dies ist vor allem dann notwendig, wenn infolge des Abdominaldruckes das Zwerchfell in die Höhe gedrängt wird und starke Atemnot besteht. Bei der Punktion darf unter keinen Umständen der Darm verletzt werden. Diese Gefahr besteht eigentlich nur bei kleinen Ergüssen, die daher nicht punktiert werden sollen. Vor der Punktion ist darauf zu achten, daß die Harnblase entleert wird. Der Patient wird steil aufgesetzt, damit die Flüssigkeit sich im Unterbauch ansammelt. Da das Abdomen bei großen Ergüssen sehr stark gespannt und vorgewölbt ist, ist eine genaue Orientierung nötig. Durch Perkussion überzeugt man sich von der Ausdehnung des Ascites. Als beste Stelle eignet sich die rechte Unterbauchgegend etwa in der Mitte zwischen Nabel und Spina iliaca ant. sup. Wenn man sich an den Außenrand des M. rectus hält, läuft man keine Gefahr, dabei die Art. epigastrica inf. zu verletzen. Auch auf der entsprechenden linken Seite kann man einstechen, ohne mit der Flexura sigmoidea in Konflikt zu geraten.

Nach gründlicher Desinfektion und Anästhesierung, die bis zum Bauchfell reichen soll, wird eine Stichincision der Haut entsprechend dem Durchmesser des Trokarts gemacht. Der Trokart wird hierauf durch die Bauchdecken eingestochen, wobei ein ziemlicher Widerstand zu überwinden ist. Die Bauchhöhle ist erreicht, wenn dieser Widerstand nachläßt. Der Stachel wird entfernt und der Ascites abgelassen. Meist entleert er sich im Strahl. Ist ein großer Teil der Flüssigkeit abgeflossen, so versucht man durch leichte Seitenlagerung oder durch Druck auf das Abdomen die restliche Menge zu entleeren. Ein Abflußhindernis, das beim Anlegen einer Netzpartie oder Dünndarmschlinge vor die innere Öffnung des Trokarts entsteht, wird behoben, indem man einen Gummikatheter in die Hülse einführt. Nie darf man wegen der Verletzungsgefahr hierzu den Stachel verwenden. Die Punktion ist abzubrechen, wenn keine Flüssigkeit mehr abfließt. Man soll nicht seinen Ehrgeiz einsetzen, den letzten Tropfen Ascites ablassen zu wollen. Denn sonst läuft man Gefahr, eine Nebenverletzung zu setzen. Nach der Punktion wird die Incisionsstelle mit einer Hautklammer oder Naht verschlossen, ein Heftpflasterverband angelegt und eine Bauchbinde gegeben. Je nach der Entstehungsursache wird sich der Ascites mehr oder weniger rasch wieder bilden, so daß es oft nötig ist, die Punktionen zu wiederholen.

Katheterismus und Punktion der Harnblase.

Harnverhaltungen, die hauptsächlich als Folge einer Prostatahypertrophie, einer Harnröhrenstriktur, bei Steinverschluß oder einer Rückenmarkläsion auftreten, sind häufige Erscheinungen, die den praktischen Arzt beschäftigen. Meist kommen die Kranken als Notfall zur Behandlung, da sie starke Schmerzen verspüren. Nicht selten beobachtet man ein Harnträufeln, die Ischuria paradoxa, das sich durch einen typischen Uringeruch verrät, der dem Kranken anhaftet. Die prall gefüllte Blase läßt sich durch Palpation und Perkussion als kugeliges Gebilde über der Symphyse unschwer feststellen. Im Falle einer akuten Harnverhaltung nützen meist „konservative“ Mittel, wie Wärmekissen, Injektionen, aufgedrehter Wasserhahn usw., nichts, sondern erst der *Katheterismus* vermag die Blase zu entleeren. Auch zum Zwecke einer Blasenspülung kann die Einführung eines Katheters notwendig sein. Dieser „Eingriff“ muß *streng aseptisch* ausgeführt werden, denn die zusätzliche, akute Infektion der Blase würde für den meist schon durch die Harnretention geschädigten Kranken eine erhebliche Komplikation bedeuten. Als *Instrument* dient beim *Manne* ein *dünner, weicher Gummikatheter* nach *Tiemann* von 16 bis 20 Charière, dessen Ende leicht abgebogen und verjüngt ausläuft (Abb. 69a bis c). Damit gelingt es leichter als mit anderen Modellen (Nélaton, Mercier), den kritischen Punkt bei der Prostatahypertrophie zu überwinden, der durch die Umbiegung der Harnröhre im hinteren Abschnitt (Pars prostatica) bedingt wird. Von der Verwendung von halbsteifen Seiden- oder steifen Metallkathetern ist wegen der Gefahr eines falschen Weges — fausse route — abzuraten. Denn eine solche Verletzung führt zur gefährlichen Urinphlegmone. Der Katheterismus wird beim Manne folgendermaßen durchgeführt: Das Orificium externum der Harnröhre wird mit einer Oxycyanatlösung gereinigt. Nach Anziehen steriler Gummihandschuhe wird der ausgekochte Katheter gefaßt und das innere Ende in eine Gleitflüssigkeit eingetaucht (steriles Olivenöl, Glycerin oder Gumenol). Das äußere Ende wird zwischen rechtem Mittel- und Ringfinger festgehalten, während Zeigefinger und

Daumen den Katheter nahe dem Blasenende fassen. Will man ohne Handschuhe auskommen, so darf der Katheter nur am äußeren Ende mit den Fingern berührt werden. Man faßt das

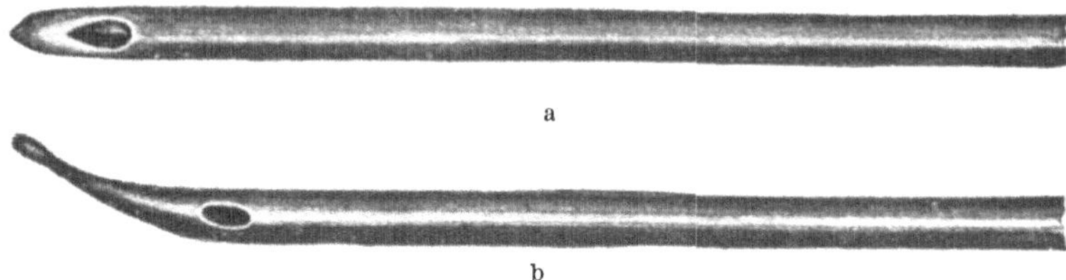

a

b

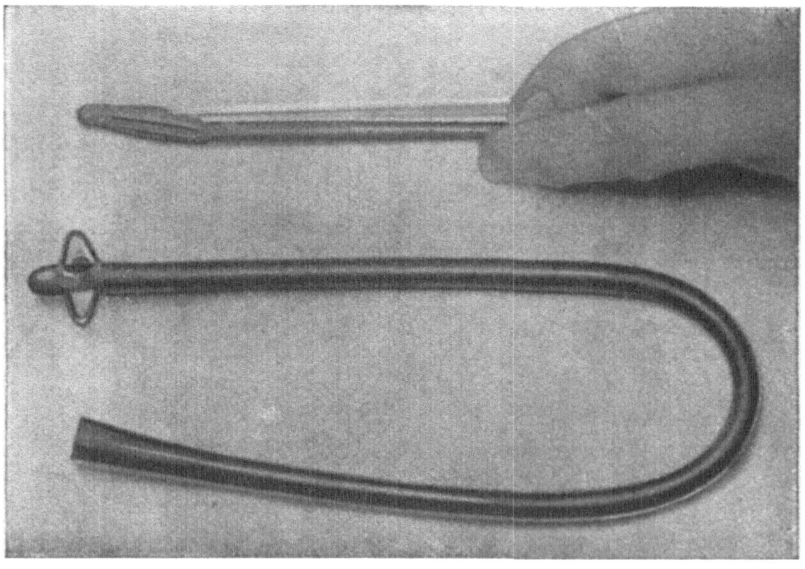

c

Abb. 69 a bis c. *Katheterformen:* a Nelatonkatheter. b Tiemannkatheter. Mit verjüngt zulaufender Spitze besonders bei der Prostatahypertrophie geeignet. c Pezzerkatheter. Oben: Über Mandrin gespannt, bereit zum Einführen. Unten: Entspannt. (Aus *Demel*: „Kleine Chirurgie".)

andere Ende mit einer sterilen Kornzange (Abb. 70). Die linke Hand umgreift den Penis und hebt ihn hoch. Der Katheter kann jetzt eingeführt werden. Das Vorschieben soll schrittweise, ohne Gewalt, vor sich gehen. Stößt man auf ein Hindernis, zieht man den Katheter etwas zurück und versucht von neuem, die enge Stelle zu überwinden. Gelingt es nicht, in die Blase zu kommen, kann man einen dünneren Tiemannkatheter (12 bis 14 Charière) versuchen. Bleibt auch dies erfolglos, so soll man keinesfalls den Katheterismus erzwingen, sondern den Kranken einem Spezialisten zuführen oder die Blasenpunktion vornehmen.

Die Entleerung der prall gefüllten, oft mehrere Liter enthaltenden Blase soll langsam erfolgen, damit keine Blutungen

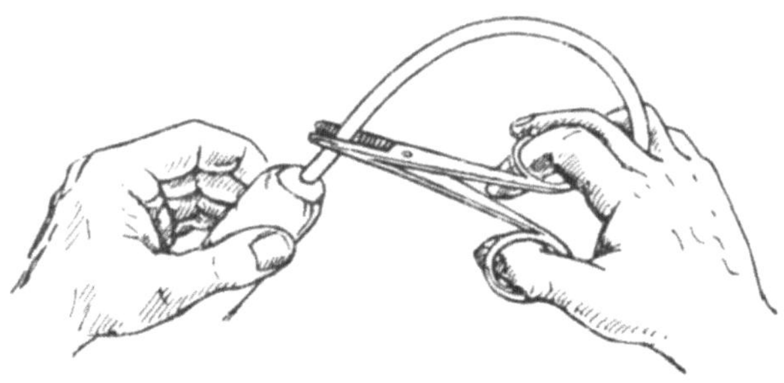

Abb. 70. *Steriler Katheterismus.* Die rechte Hand führt den Katheter mit einer Kornzange ein, das äußere Ende zwischen Mittel- und Ringfinger gehalten. Die linke Hand hält den Penis. (Aus *Demel:* „Kleine Chirurgie".)

ex vacuo auftreten und die Druckunterschiede in der Bauchhöhle sich allmählich ausgleichen können. Mehr als 1 bis $1^1/_2$ l auf einmal soll man im allgemeinen nicht ablassen. Ist der Urin trüb und übelriechend, d. h. infiziert, so empfiehlt sich eine Blasenspülung. Dazu verwendet man eine 100 ccm fassende Spritze mit entsprechendem Ansatz, die mit einer warmen 3%igen Borlösung oder $^1/_2$‰igen Oxycyanatlösung gefüllt wird. Die Spülung wird solange fortgesetzt, bis der Urin klar ist. Oft können die Kranken nach einem Katheterismus am nächsten Tage spontan Wasser lösen, wenn die starke Kongestionierung der Blasenschleimhaut abgeklungen ist. Hat man aber beim Einführen des Katheters größere Schwierigkeiten gehabt und ist zudem der Urin bereits infiziert, so wird man den Katheter in der Blase belassen. Die Befestigung als *Dauer- oder Verweilkatheter* geschieht am besten auf folgende Weise: Je ein $2^1/_2$ cm breiter und 10 cm langer Heftpflasterstreifen wird an der Vorder- und Hinterseite des Penis angebracht und am Katheter festgeklebt. Um den

Penis und den Katheter legt man je zwei zirkuläre Heftpflastertouren. Diese Fixation ist zuverlässig.

Der *Katheterismus bei der Frau* ist wesentlich einfacher. Hier verwendet man ein am Ende etwas aufgebogenes Glas- oder Metallröhrchen. Auch hier ist unter Wahrung der Asepsis vorzugehen, Reinigung der Uretralöffnung mit Oxycyanat, ausgekochtes Instrument, das nur am äußeren Ende angefaßt werden darf. Will man eine Blasenspülung vornehmen, so wird ein kurzes Gummizwischenstück angebracht, welches über den Konus der Blasenspritze geschoben werden kann. Als Dauerkatheter wird ein Gummikatheter nach *Pezzer* gebraucht, der sich selbst hält und keiner äußeren Befestigung bedarf (Abb. 69c). Er wird zur Einführung in die Blase über einen Mandrin gestreckt.

Hat man einen Dauerkatheter eingeführt, so muß die Blase, besonders in der ersten Zeit, täglich gespült werden. Nach acht, spätestens zehn Tagen muß ein Katheterwechsel vorgenommen werden, weil bei längerem Belassen Inkrustationen und Verstopfungen auftreten oder der Gummi brüchig wird.

Als Komplikation eines Dauerkatheters kommt es beim Manne häufig früher oder später zu einer Epididymitis, die einseitig oder doppelseitig auftreten kann. Um dieser sehr schmerzhaften Nebenhodenentzündung vorzubeugen, ist es ratsam, die Unterbindung der Samenleiter, die *Vasektomie*, vorzunehmen, was ambulant geschehen kann. Der Eingriff wird in Lokalanästhesie durchgeführt. Der Samenstrang wird zwischen zwei Fingern gegen die Scrotalhaut unterhalb des Leistenbandes gedrängt und mit einer Wäscheklemme fixiert. Mit einem 2 cm langen Längsschnitt wird der Samenstrang freigelegt, der Cremaster gespalten und das Vas deferens, das als drehrunder, derber Strang leicht zu fühlen ist, dargestellt. Es wird doppelt unterbunden und das Zwischenstück reseziert. Subkutane und Hautnaht schließen die kleine Operation ab.

Ist es bei einer Harnretention nicht gelungen, einen Katheter in die Blase einzuführen, so wird man zur *Punktion der prall gefüllten Blase* schreiten. Dies ist schonender und gefahrloser als ein erzwungener Katheterismus. Die Gefahr einer Nebenverletzung ist gering, da das Bauchfell bei starker Blasenfüllung nach oben geschoben ist. Nach Rasieren der Schamhaare und Desinfektion der Haut tastet man mit dem linken Zeigefinger die Symphyse und macht die 1 bis 2 cm oberhalb davon gelegene Punktionsstelle mit einer Anästhesielösung unempfindlich. Zur Punktion verwendet man eine 8 bis 10 cm lange, dünne Hohlnadel oder auch eine Lumbalpunktionsnadel. Diese wird in der Mittellinie senkrecht eingestochen, bis die Spitze zirka 5 bis 8 cm tief, frei beweglich, im Hohlraum der Blase liegt (Abb. 71). Der Harn entleert sich sofort in einem feinen Strahl aus der Nadel und wird durch Anschließen an einen Gummischlauch in ein Sammelgefäß abgeleitet. Auch hier soll die Entleerung der maximal gefüllten Blase langsam erfolgen. Ist die Punktion erfolglos, so beruht dies meist darauf, daß zu wenig tief eingestochen wurde. Die Gefahr, daß man zu tief eindringt, ist klein, da die maximal gefüllte Blase das kleine Becken fast ganz ausfüllt. Nach der Entleerung wird die Nadel mit einem Ruck herausgezogen und die Einstichstelle mit einem kleinen Heftpflasterverband bedeckt. Es ist oft überraschend, wie leicht nach der Blasenpunktion der Katheterismus gelingt. Wenn nötig, kann die Punktion, ohne daß Nachteile entstehen, öfters wiederholt werden.

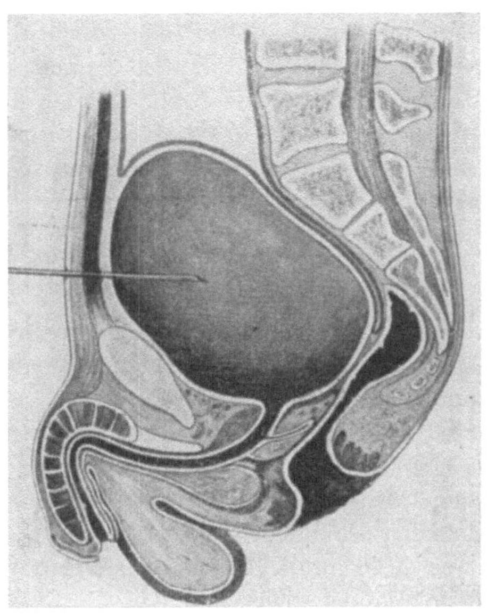

Abb. 71. *Punktion der Harnblase.* 1 Querfinger oberhalb der Symphyse ist die Punktionsnadel in die Blase eingeführt. (Aus *Sauerbruch-Schmieden:* „Chirurgische Operationslehre".)

Punktion der Hydrocele.

Die Punktion eines Wasserbruches oder Hydrocele wird hauptsächlich dann in Frage kommen, wenn die Radikaloperation (z. B. nach *Winkelmann*) wegen hohen Alters nicht ausgeführt werden kann. Man überzeugt sich, daß die Diaphanie positiv ist, indem man eine Taschenlampe der Hinterseite des Scrotums aufsetzt und mit dem Stethoskop an der Vorderseite die Lichtdurchlässigkeit feststellt. Dabei ist auch die Lage des Testis zu bestimmen. Er findet sich meist gegen medial hinten zu. Als Punktionsstelle wählt man daher meist den äußeren, unteren Scrotalpol. Nach Anästhesierung und Hautdesinfektion wird eine dickere Hohlnadel eingestochen, wobei die linke Hand die entsprechende Scrotalhälfte umfaßt und exprimiert. Nach der Entleerung wird die Nadel herausgezogen und ein Heftpflasterverband angelegt. Nach drei bis sechs Monaten oder mehr erfolgt meist die Nachfüllung, die eine Wiederholung der Punktion erfordert.

Lumbalpunktion.

Die Lumbalpunktion wird für den praktischen Arzt zur Gewinnung von Liquor zu diagnostischen Zwecken, seltener zum Einbringen von Medikamenten oder zur Druckentlastung, d. h. zu therapeutischen Zwecken, in Frage kommen. Der Kranke sitzt möglichst stark vornübergebeugt quer auf dem Untersuchungstisch. Als Punktionsstelle wählt man den Interspinalraum zwischen den Dornfortsätzen des dritten und vierten, seltener des zweiten und dritten Lendenwirbels. Man findet diese Stelle, indem man eine horizontale Verbindungslinie zwischen den beiden Darmbeinkämmen zieht, die den Dornfortsatz L 4 trifft. Oberhalb davon, genau in der Mittellinie, wird nach der Hautdesinfektion und Anästhesierung eine Lumbalpunktionsnadel im rechten Winkel zum Rücken eingestochen. Nachdem der ziemlich starke Widerstand des Ligamentum interspinale überwunden ist, schiebt man die innere Nadel allein in die Tiefe vor, bis man zwischen 6 bis 8 cm den Lumbalkanal erreicht. Trifft man auf einen knöchernen Widerstand, so hebt oder senkt man die Nadelspitze, bis man daran vorbeikommt. Man läßt die zur Untersuchung erforderliche Menge von zirka 3 bis 6 ccm in ein Röhrchen abtropfen oder saugt sie mit einer Spritze ab. Will man eine Entlastung vornehmen, so wird ein graduiertes Glassteigerohr mit einem kurzen Gummizwischenstück angeschlossen und der Anfangsdruck gemessen. Der Liquor wird abgelassen, bis ein Druck von 10 bis 12 cm erreicht ist. Eine Entlastung soll bei raumbeengenden Prozessen der hinteren Schädelgrube unterbleiben, da die Gefahr besteht, daß die Medulla oblongata in das Foramen magnum eingeklemmt wird, was den sofortigen Tod zur Folge haben kann. Nach der Lumbalpunktion soll der Kranke 24 Stunden flach liegen.

Punktion eines tuberkulösen Abscesses.

Tuberkulöse Abscesse finden sich meist als Folge einer spezifischen Lymphdrüsenentzündung am Hals und in der Leistengegend oder als kalte Abscesse, ausgehend von einer Knochentuberkulose. Um einer Fistelbildung und der Gefahr einer sekundären Infektion vorzubeugen, sollen diese Abscesse nicht an der Stelle ihrer höchsten Vorwölbung punktiert werden. Zur Punktion ist eine nicht zu dünne Nadel zu verwenden, da der Eiter oft eingedickt ist. Die Nadel wird nach Anästhesie neben dem Absceß durch die gesunde Haut eingestochen, von hier aus in den Absceß vorgeschoben und der Eiter mit der Spritze abgesogen. Die Injektion von Jodoform soll in allen Fällen unterbleiben, in denen eine Röntgenbestrahlung durchgeführt wird.

Sachverzeichnis.

Manzsche Buchdruckerei, Wien IX.
101/48/4/523.